思春期のこころと身体Q&A ④

心 身 症

──身体の病からみたこころの病──

高尾 龍雄 編著

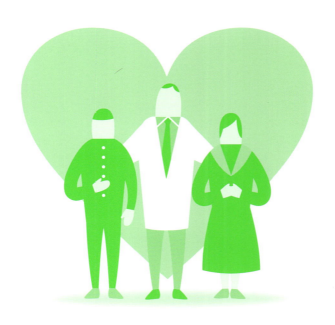

ミネルヴァ書房

心身症──身体の病からみたこころの病　目次

序章　子どもの力が「こころ」を育てる ……………………… 1

第1章　子どもの心身症とは──「こころ」はどこにいる？ ……… 7

Q1　心身症とは、どんなものですか。
　　　　「こころ」からのベクトル ……………………………… 8

　　　コラム　心身医学はアート ……………………………… 11

Q2　子どもの心身症の治療に特徴はありますか。大人の場合との違いは。
　　　　小児科と心身症 ……………………………………… 12

Q3　「心因性の発熱」という言葉をよく聞きます。これはどんな条件で、どうして起こるのでしょうか。
　　　　「心因性」という言葉 ………………………………… 15

Q4　「検査には異常がないので心配いりません」と言われたのですが、どこも悪いところはないのでしょうか。
　　　　「異常がない」の中味 ………………………………… 18

　　　コラム　アレキシシミアとアレキシソミア …………… 20

Q5　心身症の発症のメカニズムはどのようなものですか。
　　　　四つの視点 …………………………………………… 22

Q6　心身症を疑われたら心理療法が必要ですか。
　　　　まず身体の治療から ………………………………… 26

Q7　心身症の子どもは不登校になりやすいのですか。
　　　　不登校を認める ……………………………………… 28

　　　コラム　相性 …………………………………………… 30

第2章　呼吸器系の症状 ── 喘息は心身症？ ……… 31

Q1　咳がとまりませんが、感染症や喘息ではないと言われました。何が考えられますか。
　　　　ストレスの軽減 ……… 32

Q2　学校で友だちと言い争いをしていて、急に呼吸が苦しくなり、手足がしびれました。
　　　　過換気症候群 ……… 35

Q3　1歳の息子を強く叱ったところ、大泣きして呼吸がとまり、けいれんを起こしました。
　　　　泣き入りひきつけ ……… 39

Q4　気管支喘息は心身症だと聞きましたが。
　　　　不安やストレスとアレルギー ……… 42

　　　コラム　喘息発作時の対処法 ……… 45

Q5　気管支喘息の治療で、薬以外に生活面で配慮すべきことは。
　　　　日常での注意点 ……… 46

　　　コラム　子どもはSOSがうまく言えない ……… 51

第3章　消化器系の症状 ──「お腹が痛い」は病気？ ……… 53

Q1　受験生ですが、最近、腹痛と黒い便がみられます。何が考えられますか？
　　　　タール便の場合も ……… 54

Q2　何度も腹痛を訴えるので病院で検査を受けたのですが、はっきりした異常がみられません。どういうことでしょうか？
　　　　機能性疾患 ……… 58

Q3 登校前に頻繁に排便に行って遅刻したり、電車に乗っても、急な便意で途中下車してしまうのですが。
　　　　胃腸症状の心身症 ……………………………………… 62

Q4 過敏性腸症候群と言われたのですが、原因はどんなことが考えられていますか。
　　　　脳と腸の相関関係 ……………………………………… 65

Q5 過敏性腸症候群に使われる薬や生活指導について教えてください。
　　　　過敏性腸症候群 ………………………………………… 68

Q6 小学校5年生ですが、風邪気味の時などに急に嘔吐が始まり、点滴を受けると長くても数日で元気になります。どうしたのでしょうか。
　　　　急性嘔吐 ………………………………………………… 71

Q7 旅行に行ったり、環境が変わると便秘になるのはなぜですか。
　　　　環境変化と便秘 ………………………………………… 76

Q8 お腹がすぐにいっぱいになって、何回も体重を測るようになったのですが、この満腹感の原因は？
　　　　早期膨満感 ……………………………………………… 79

Q9 胃・十二指腸潰瘍や胃がんの原因としてピロリ菌が陽性と診断されましたが、心理的なものと関係しているのでしょうか。
　　　　ピロリ菌と心理的要因 ………………………………… 83

第4章　神経系の症状──"痛い"を考える ……………… 87

Q1 子どもが片頭痛に悩まされています。片頭痛の原因、治療法、対応の仕方を教えてください。
　　　　片頭痛の原因は？ ……………………………………… 88

Q2 緊張型頭痛とはどういうものですか。その原因、治療法、対応の仕方を教えてください。
　　　つかみ所のない頭痛 ………………………………………… 96

Q3 てんかん治療をしてきて安定していたのですが、最近発作が増えてきて、「心因性のものかな」と言われました。
　　　真のてんかんと「偽発作」 …………………………………… 102

Q4 学校の視力検査で視力低下を指摘されたのですが、眼科では異常がないようです。どういうことなのでしょうか。
　　　視力と脳 ……………………………………………………… 105

Q5 学校の聴力検査で聴力障害を指摘されましたが、耳鼻科では異常がないようです。どのような検査をしたのでしょうか。
　　　聴力と脳 ……………………………………………………… 108

Q6 急に歩くことができなくなり小児神経科を受診したのですが、検査では異常がなく、「転換反応かなあ」と言われました。どういうことでしょうか。
　　　転換反応 ……………………………………………………… 111

　　　コラム　元気な子どもほど寝相が悪い …………………… 113

Q7 検査に異常がないのに、見えなかったり、聞こえなかったり、歩けなかったりするのは「こころ」が原因なのでしょうか。
　　　こころの不思議 ……………………………………………… 114

Q8 子どもの夜ふかしは身体によくないのでしょうか。
　　　早寝早起きが一番 …………………………………………… 118

　　　コラム　睡眠中の問題行動 ………………………………… 120

　　　コラム　Iメッセージ ……………………………………… 121

v

Q9 幼稚園児の頻繁なまばたきはチックなのでしょうか？
　　　　目をパチパチ ･･･ 122

Q10 2年前から頻繁にまばたきをします。小児科でチックと診断されました。最近は手を振ったり「ウッウッ」と声を出したりします。
　　　　トゥルテ症候群 ･･ 124

　　　　コラム　横隔膜粗動だったの！ ････････････････････････････････ 127

第5章　皮膚の症状——皮膚の症状を軽くみない ････････････････ 129

Q1 髪の毛がかたまって抜けるようになりました。どうしたのでしょうか。
　　　　脱毛症 ･･ 130

Q2 暇な時や勉強中に髪の毛を抜いているようで、毛が少なくなっています。
　　　　抜毛症 ･･ 133

　　　　コラム　子どもは「遊び」の達人 ･･････････････････････････････ 136

　　　　コラム　トンビがタカの子を生んだら、
　　　　　　　　トンビはビックリ ････････････････････････････････････ 136

Q3 アトピー性皮膚炎について教えてください。心身症と関係はあるのですか。
　　　　「痒い」から逃れたい ･･ 137

Q4 息子がアトピー性皮膚炎です。掻くのをできるだけやめさせようとするのですが、とめられません。親子関係もぎくしゃくしています。
　　　　アトピーと親子関係 ･･ 143

Q5 よく「じん麻疹」が出ます。じん麻疹とはどういうものでしょうか。
　　　　ヒスタミンによる痒み ･･ 146

第6章 こころの問題との繋がり —— "しんどい"の中味 ……… 151

Q1 午前中は頭痛やだるさを訴えて学校を休むのですが、夕方からは元気に遊んでいます。怠けているのでしょうか。
　　起立性調節障害 ……… 152

Q2 起立性調節障害と言われたのですが、身体はどうなっているのですか。
　　血液循環調節機能の障害 ……… 154

Q3 起立性調節障害にはいくつかのタイプがあるそうですが、どのように違うのですか。
　　サブタイプの判定 ……… 156

Q4 起立性調節障害の治療を受けて血圧の反応は改善したのに、症状や行動はほとんど変わりません。どうしてですか？
　　症状が変わらない ……… 160

　　コラム　自尊感情と自己効力感 ……… 161

Q5 線維筋痛症と言われたのですが、どういう病気ですか。
　　疼痛性疾患 ……… 163

Q6 慢性疲労症候群と言われたのですが、どういう病気ですか。
　　ひどいだるさ、疲労感 ……… 166

　　コラム　こころから身体の痛みへ
　　　　　　——「学習性疼痛」について ……… 169

Q7 38度近くの発熱がよくあります。検査を受けても異常はなく、本人も比較的元気です。こんなことはよくあるのでしょうか。
　　心因性発熱 ……… 171

　　コラム　低身長は治療が必要？ ……… 176

第7章　排泄の症状——尿と便 …………………………………… 177

Q1 4歳の息子ですが、今もおねしょをします。これからの生活は大丈夫でしょうか。
　　　5歳児以前、以後の夜尿 …………………………………… 178

Q2 今年小学校に入学しますが、まだおねしょをしています。また小学校の「お泊り研修」があるのですが、参加できるでしょうか。
　　　行きたい所には行けるように …………………………… 181

Q3 おねしょの治療法にはどのようなものがありますか。
　　　起こさない・怒らない・焦らない …………………… 184

Q4 この頃、おしっこの間隔が短くなってきて日中のおもらしもあるのですが、どういうことが考えられますか。
　　　汚れた下着の処置 ………………………………………… 188

Q5 最近便がパンツについているのですが、どうしたのでしょうか。
　　　下着に便がつく …………………………………………… 190

Q6 子どもが便秘でパンツに便をつけていると言われたのですが。
　　　子どもの便秘 ……………………………………………… 192

Q7 便を部屋の隅でしてしまうのですが、どうすればいいでしょうか？
　　　遺糞 ………………………………………………………… 195

コラム　中学校が一番しんどい時期 ……………………………… 197
コラム　学習支援は英語にはないの？ …………………………… 198

第8章　心身反応が出た時の子どもへの向き合い方
　　　　　　　　　——母親という存在 ………… 199

- **Q1** 中学に入ると生活習慣が乱れ、すぐキレるようになりました。
  - 思春期の心性 …………………………………………… 200
- **Q2** せっかく手作りした料理は食べず、ファストフードやカップラーメンばかり食べます。
  - 思春期の食習慣 ………………………………………… 203
- コラム　友だち100人いらないよ ………………………… 206
- **Q3** 一日中ゲームを手放せず、勉強が手につきません。注意すると怒鳴り、暴力をふるいます。
  - ゲームへの依存？ ……………………………………… 207
- **Q4** 朝、鏡の前に1時間もいて、朝食抜きで出掛け、遅刻してしまいます。
  - 思春期の外見への関心 ………………………………… 211
- **Q5** 中学受験を目指しているのに、ほとんど勉強しません。
  - 受験と親ごころ ………………………………………… 214
- **Q6** 中学で欠席が続き、高校進学が危ぶまれます。
  - 不登校 …………………………………………………… 217
- コラム　子どもが力を発揮するには①
  　　　——大切に思っていると伝える ………………… 221
- **Q7** 高校生ですが、夜寝つけず、朝起きられないので、欠席が増えています。留年の可能性もあります。
  - 入眠困難と高校生活 …………………………………… 222
- **Q8** 中学3年女子、生理が近づくと、イライラしたり、少しのことで激怒したり、落ち込んだりします。月経が始まると穏やかになります。

月経を過ごしやすくする手立て ……………………………… 225

Q9 私はうつ病のために、朝起きることや食事の仕度が
　　　できません。そのためか中学生の息子の遅刻が多い
　　　ので息子に申し訳なく辛いです。
　　　　母の病気と思春期の子ども ……………………………… 228

Q10 「子どもの権利条約」とはどういうものでしょうか。
　　　小児医療にはどのように生かされますか。
　　　　子どもの権利条約と子どもの生活 ……………………… 231

　　コラム　子どもが力を発揮するには②
　　　　──子どもの話をよく聴く ……………………………… 235

終章　未来の社会のために …………………………………… 237

　　　　　　　　　　　　　　　　　　主要参考文献　240

　　　　　　　　　　　　　　　　　　　索　引　243

　　　　　　　　　　　　　　　　本文レイアウト・作画　木野厚志（AND'K）
　　　　　　　　　　　　　　　　企画・編集　エディシオン・アルシーヴ

序章

子どもの力が「こころ」を育てる

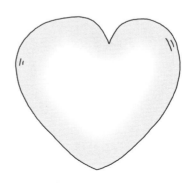

● こころ？

　この本を手に取られた方の多くは、「こころ」と身体に関心を持たれていると思います。身体は見たり感じたりできますから、大体どんなものかは解ります。しかし「こころ」はどうでしょうか？　見ることはできません、また感じるにしても感じている主体が「こころ」ですから、堂々巡りになって「こころ」をつかむことはできません。実際「こころ」については今まで「記憶ができて初めてこころができる」（そうなると生まれたての赤ちゃんには「こころ」がないことになりますが）という考えから、『ダンゴムシにこころはあるか』（森山徹）や『生き物らしさを求めて』（「ミドリムシの研究」大沢文夫）のように脳のない生物にまで「こころ」を見る考えまで、多様です。そのように不明瞭な「こころ」は何処にあるのでしょうか？　現在の科学では脳の働きと考えられているようです。しかし、生まれつき大脳のない無脳児や脳死の人は「こころ」がないのでしょうか？

　まだまだ「こころ」については解っていないことが多いのです。このように「訳の解らない"こころ"と身体の関係」を「心身症」と呼んでいます。心身症を研究する「心身医学」とは脳とそれ以外の身体と物質による繋がりを解明するものです。そのために、この第四巻での説明も「脳身医学」（「こころ」ではなく、脳と身体の関係を調べる医学）の部分が多くなりますが、まだまだ解らない部分が多いので、筆者の間で考えにズレがあるかもしれません。それは「こころ」を基礎に置く医療や子育ても正解が一つではないということであり、子どもを見ながら柔軟に色々な意見に耳を傾けなければなりません。

● How と Why

　そこで思い出すのが、臨床心理学者の河合隼雄が「病気について、

医学は、どのようなメカニズムで起こったかという『HOW』は解っても、『どうして私の子どもがよりにもよってこうなったのか？』という『WHY』には答えられない」と話したことを思い出します。「無作為化比較試験」や「脳身医学」ではカバーしきれない部分が心身症には多いと感じています。

● **心身症から身心症へ**
　とは言え、実際は「こころ」を見ることはできません。それでも心身症に対応することは可能なのです。「こころ」で何かが起こっていて身体の症状が出ているのなら、見える身体に対して対応しましょう。身体に対しての十分な対応をするだけでも子どもの心は癒されます。子どもの心身症の場合は身体への対応のみで身体が治るとともに、「こころ」も成長していることが多くあります。子ども自身がその成長した「こころ」で何かを克服したり、苦しい期間を支えられることで、その期間をやり過ごすことができるかもしれません。

　もちろん周りの状況の変化もあるのですが、子どもという存在は案外力を持っています。周囲を変える力を持っています。ですから困っている子どもに、最近は「今はしんどいね、大変だね。でも応援しているし、困った時は助けるよ」と、大人がしっかり子どもを守ってあげたら、そして足さえ引っ張らなければ、子どもは大人を置き去りにして成長していきます。

　心身症の予防も大切ですが、上手く支えられるなら「心身症に罹ること」もありかな、と思っています。心身症への対応方法を考える手助けに、この本がなってくれることを期待しています。つかみどころのない「こころ」に眼を向けるより先に、実体のある身体に眼を向けて欲しいのです。それでほんとうはタイトルを「心身症」ではなく「身

心症」としたかったのですが、かないませんでした。そこで、この巻の執筆は身体の専門家である小児科医のみに参加していただきました。そして、「身体に眼を向ける」という点に配慮をお願いしました。

● **誰が何に困っているの？**

　困り具合は症状の強さによると思いがちですが、そうでないことも多いのです。また親だけが悩んでいることもよくあります。たとえば、神経筋疾患で人工呼吸器の必要な子どもが学校へ行くことを望み（すべてが子どもの意思かどうかは解りませんが）、一方では朝起きられないだけで学校に行けない子どもがいます。不登校の間は「登校さえしてくれれば」と思っていても、いざ登校するようになると、今度は成績で悩む親がいます。身体の病気は親子で共通の目標を持ち、協力し合うことになり、信頼感を育てるチャンスの一つです。親子の信頼感が強いほど親はその思いを伝えるだけで、子どもを見守れます。

　誰でも経験するように子どもの1時間は大人の1時間よりも中身が充実していることを思い出してください。大人の時間で子どもの時間を測ってはいけません。時間にせかされないようにしましょう。ゆったりとしましょう。

● **乳幼児期の経験を生かす**

　本書では乳幼児期の話題も載せました。思春期の子どもを持つ親は、現状に加え乳児期から今まで「問題」を乗り超えてきたのです。その良い関係性を今に生かしましょう。また今から思春期を迎える子どもを持つ親は、「子どもの力」を信じて、「子どもの応援」をしましょう。このような親子の関係が、将来のより柔軟な安定した「家族関係」を作ると信じています。

心身症に限らず日常的な風邪から、糖尿病・白血病のような慢性疾患の場合まで、病気になった時は、子どもを見直し、そして疾患が親子関係を再構築するきっかけとなると考えてください。この本がその際のお手伝いになればいいなと思います。

編者　高尾龍雄

謝　辞

　この様な本を出版する機会を与えていただきました元京都市立桃陽病院院長の中尾安次先生、学会等で忙しい時期にもかかわらず時間を作って執筆していただきました筆者の先生方、こころを籠めてこの本の誕生にあたってくださった編集のエディシオン・アルシーヴの西川照子さん、こころあたたまるイラストを描いて下さったデザイナーの木野厚志氏、そしてたくさんの学びを与えてくれた子どもたちとその家族の方々に深く感謝いたします。

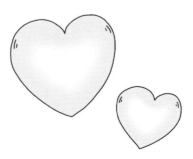

第1章

子どもの心身症とは

―― 「こころ」はどこにいる？

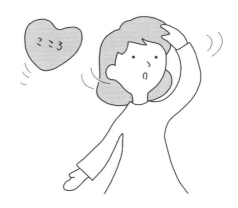

Q1 心身症とは、どんなものですか。

「こころ」からのベクトル

 こころとの関係が認められる病気のことです。すべての病に通じ、たとえば糖尿病、胃潰瘍や下痢も心身症のひとつです。

● 1991年「心身症」の定義

「心身症」という言葉から皆さんはどのようなことを考えられるでしょうか？ 身体の病気というよりも、こころの病気を考えられる方が多いかもしれません。糖尿病が心身症としても扱われていることに驚かれる方もいるでしょう。そこで心身症について研究する日本心身医学会が挙げている1991年の定義を見てみましょう。ちなみに心身症とは「身体的障害で発症や経過に心理社会的因子の関与が認められる病態」とされ、具体的には、

① 身体的障害は自律神経系、内分泌系、免疫系などを介して、特定の器官系統に出現し、[器質的な病変（例えば胃潰瘍）]ないし[病態生理的過程の関与（例えば下痢）]が認められるもの。
② 心理社会的因子が明確に認められ、これと身体的障害の発症や経過との間に時間的な関連性が認められること。
③ 身体症状を主とする神経症、うつ病などの精神疾患は除く。

となっています。

わかりやすい例としては、自分が何かを発表する会場で、時間を待っている間に何回もトイレに行ってしまうような場合でしょう。糖尿病などの身体疾患で、治療をしているのに生活習慣の修正ができないために、血糖のコントロールがうまくいかない場合は、病気の経過に心理・社会的な因子が関与していることになります。

● **内科？　それとも精神科？**

ここでの要点は「身体的障害」とあげられていることです。そうなると③にあるように、精神疾患は除かれてしまいます。しかし臨床の現場ではきれいに分かれるものではありません。たとえば頭痛を訴える人がうつ病であった場合、うつ病による精神症状なのか、うつ病で痛みを感じやすくなっているために普通なら困らない程度の頭痛の痛みが苦痛なほどに強くなっているのなら、身体障害の経過に心理的な関与があることになります。また頭痛のために会社を休んだことにより解雇されたとしたら、社会的因子が痛みに影響してくるでしょう。

という訳で、心身症を診る内科の医師は精神疾患も診る必要があります。逆に精神科の医師が身体症状を診ていることも多いのです。どちらの医師も診療科としては心療内科を看板にあげています。テレビドラマの心療内科医もどちらかといえば精神科医っぽいですね。

● **すべての病気は心身症**

またこの定義を読んで感じるのは「こころ」からのベクトルが強く感じられるところです（図1-1）。しかし、東洋医学では「身心一如（しんじんいちにょ）」というように、こころと身体は一体のものとして捉えられてきました（図1-2）。禅やヨーガに、身体の調整をこころに及ぼす形での

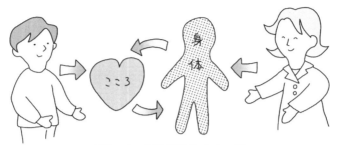

図1-1　西洋医学的イメージ
心理職（臨床心理士や認定カウンセラー等）はこころに働きかけて、こころが身体に働きかける。
医師は身体に働きかけて、身体がこころに働きかける。

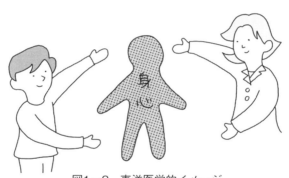

図1-2　東洋医学的イメージ
心理職と医師が違うアプローチで「身心」を支え守っている。

修行があるように、身体を中心として捉えられてきたので、この病気に「身心症」という字を当てることも可能です。実際に、身体へのアプローチをこころを込めて十分にすることで、こころの問題は自覚しなくても改善することはよくあります。

結論としては、日本の心身医学の創始者の池見酉次郎（いけみゆうじろう）（注1）先生が言われたように「すべての病気は心身症として対応する必要がある」ということです。その中で心理的な要素に濃淡があり、まったく身体

的な要素がない場合（そのような場合はあり得ませんが）が、精神疾患となるのでしょう。最近は心身医学会でも、「心身症に限らず、すべての疾患には多かれ少なかれ心理・社会的、環境的因子が関わっているので、すべての疾患を身体面のみならず心理・社会・環境面も含めて全人的に診ていこうとする考えを広義の心身医学とし、全人的医療を目指すもの」として、こころと身体の関係を広く診るようになっています。（高尾）

> **コラム　心身医学はアート**
>
> お寿司を食べに行っても、寿司が木の桶にきれいに並べられているとよりおいしく感じられますが、どんぶりに放り込まれて出されると、どんなに技術や素材が優れていてもおいしさは半減するものです。内科や小児科の医師を寿司職人にたとえれば、心身医学は寿司の美ということになるのではないでしょうか。すると寿司職人が絵や彫刻を見て美的感覚を養うように、内科・小児科の医師は心身医学専門医の診療を見たり読んだりすることで、その美学を自分の中に取り込んでいくものではないでしょうか。心身医学はアートであり、それを研究するものはアーティストであると考えます。（高尾）

注1　池見酉次郎　1915年、福岡県生まれ。1999年没。心身医学・心療内科の日本における草分け的存在。池見は、その著『心療内科』（1963）で、「たとえそれが体の病であっても、心の影響を受けないものはなく」と、身体とこころの問題を解いてゆく。

子どもの心身症の治療に特徴はありますか。大人の場合との違いは。

小児科と心身症

 小児科では、大人の場合に「心身症」とされるもの以外に、子育てや学校に関係した問題まで広い範囲が対象となります。

● 小児科と心療内科

　子どもと大人の心身症を比べた場合、心療内科と小児科の違いを感じます。いわゆる心身症（過敏性腸炎、緊張型頭痛、気管支喘息等）とされているものだけでなく、大人なら精神科やカウンセリングに行くような症状まで、小児科では心身症として対応しているところが多いと思います。心療内科では「こころと身体の関係で身体に出た症状」を広く取り扱うのですが、子どもの心身症として対応されるのは、より広くこころと身体や行動が関係しているもののすべてとなるので、発達に関係した問題も入ってきます。

● 身体で悩む

　さらに子どもが身体やこころの問題で悩むだけでなく、親を初めとする周囲の大人のこころや身体に大きな問題を引き起こすこともあります。それで治療の対象が両親を初めとする周囲の大人にまで広がることがあるのが特徴です。また「〇〇〇」という心身症としての病名がはっきりと付くよりも、なんらかの疾患の症状、あるいは漠然とし

た心身の不調に「心身症状」として対応している場合が多いようです。「心身症状」としか言えない状態が子どもに多いのはなぜなのでしょうか。一つは言語的に表現する力が乏しく、さらに自分の内面を見つめる力も発達していないので、こころで悩む代わりに身体で悩むという見かたがあります。「喘息の発作は親を求める声だ」と、以前精神分析が有力だった頃には言われたこともあります。

● 大人の反応・子どもの負担

　特に学齢期になって身体症状が出た時は、学校でのことに関して親や先生が回復まで待つ余裕を持てないことも一因です。「大人になったら、そんな甘い態度では仕事ができない」と言われることがありますが、子どもの場合は有給休暇もなく病休に対する補償もないのです。学校生活にもっと余裕ができればよいのにと思います。大人自身が「今の自分」を認められないので、過去を後悔して子どものためと思ってかける言葉が、子どもにとって負担となり回復を遅らせることもあります。つまり大人によって生活が支配されている面が大きく、自分の裁量範囲が小さいので、症状に対する大人の反応によって症状や回復が左右されやすく、「心身症状」という形が多くなるのでしょう。そのためか小学校や中学校や高校を卒業して違った状況に置かれると、急に問題が小さくなってしまうことはよくあります。

● 身体の変化とこころ

　年齢によって、よく見られる症状に違いがあることも特徴です。乳児期には心身が未熟で未分化なために全身反応が多く、消化器系の問題が多いようです。夜泣き、成長障害、嘔吐、離乳困難などがあります。幼児期になると排泄の自立を求められることから、頻尿、夜尿、

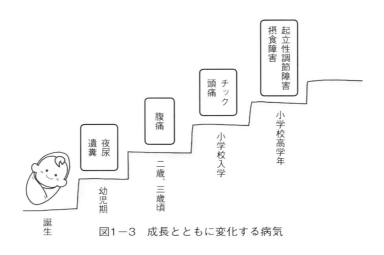

図1-3 成長とともに変化する病気

遺糞が見られ始めます。周期性嘔吐症も始まり、言葉が出てくると腹痛を訴える割合が増えてきます。小学校に入ると頭痛、チックが増えてきます。学校との関係で頻尿や夜尿も多くなります。気管支喘息の心身症的な面も目立ってきます。

小学校高学年以降は身体の発達とこころの発達のバランスがくずれやすく、親からの独立と依存の問題も始まって、こころの問題か身体の問題かが解りにくくなります。この頃から摂食障害が増えてきます。また起立性調節障害も増え、登校の問題が加わり複雑化することが多いようです。女の子では過換気症候群も増えてきます。

このような違いがあるのは、身体の動きを調節する色々なものが年齢とともに変化していくからです。自律神経にはリラックスさせる副交感神経と緊張を保たせる交感神経があるのですが、それらの働く強さが年齢とともに変化します。大まかに言うと、年齢が上がるにつれて交感神経の方が優位になってきます。他にも脳内の神経伝達物質の割合も年齢とともに変化しますし、性ホルモンが変化することも関係しています。（高尾）

第1章　子どもの心身症とは──「こころ」はどこにいる？

「心因性の発熱」という言葉をよく聞きます。これはどんな条件で、どうして起こるのでしょうか。

「心因性」という言葉

心因性という言葉は、はっきりした原因が解らない場合に使用されますが、何でも「心因性」としてしまうのはかえって危険です。

● 「いいできごと」はストレス

　我々小児科医は、発熱があるが、検査をしても異常がみられない子どもをどう判断するかでいつも悩みます。

　発熱の原因物質として、外因性発熱物質、内因性発熱物質があり、特に外因性発熱物質としてアルギニン・バゾプレッシン（注1）などの存在が解ってきています。ただ、「心因性」という言葉はあまり使わない方がいいと筆者は考えています。「ストレス」という言葉もあまり多用しない方がいいのではないでしょうか。

　発熱があった時に、血液検査などの比較的簡単な検査で炎症反応がなければ、すぐに「心因性」としてしまうのはおかしいのではないかと思います。いくら科学が発達しても、こころのストレスなるものが、本当に発熱を引き起こしているのかどうかは証明できないのです。また本人あるいは周囲の人が「ストレスと考えている事柄」がストレスなのではなく、むしろ「いいできごと」と考えていることがストレスとなっている場合もあるのです。

15

● **不用意な言葉・ストレス**

　たとえば以前から心因性腹痛や心因性頭痛と呼ばれていたものに対し、近年では、「心因性」という表現を用いず、「繰り返す子どもの痛み」という事実そのものの病名に変わってきています。これはとてもいいことだと考えます。

　「こころ」なるものが「ストレス」なるものに反応して、身体に症状を引き起こすと考え、「こころ」を悪者扱いすることはおかしいと思うのです。それを言うのなら、「心因性解熱」とか「心因性治癒」という言葉があってもいいはずです。

　以下、箇条書きにして、「心因性」とは何かをみてゆきます。

①　「心因性」と思われる病気は、いずれ医学が発達して疾患の概念が変われば、れっきとした身体疾患であることが解る日が来ると思われます。

②　発熱にしても、いろいろな痛みにしても、すべてが「心因性」と思われるような症状が出る訳ではありません。ある人には出るが、他の人には出ない、ある家族には出るが、別の家族には出ないということもあります。

③　安静にして休養したり、必要なら入院すればよくなることもあります。すべてを心因性のものと考えるのは最もよくないことと思います。

④　一見うまく行っていることにしても、その状態を維持するための努力が「ストレス」なるものになっている可能性があります。筆者の好きな禅の言葉に「好事も無きに如かず」というものがありますが、「誰もがうらやむようなよいこと」がかえって「ストレス」となってゆく可能性があります。

⑤　医学がいくら進歩しても、新しい物質が山のように発見されても、人生における何らかのイベント（事件）が発熱などを起こす機序（仕組み）になっていることは解らないのではないでしょうか。

　そして現実的にいうと、発熱の原因について、神経系とか内分泌系とかの繋がりについての、仮説は出せても、この方面の医学がそんなに進歩していないこともあり、原因不明の発熱その他の症状に対し、医療従事者はどう向き合っていけばいいのかを今からじっくり考えてゆく必要があると思います。

⑥　ただし予後の悪い、難しい病気については、できる限り見落としをなくし、早急な治療を施さなければならないと思います。

　以上の理由から、「心因性」や「ストレス」という言葉は不用意に使わないことです。

　「ストレス」のない人はいません。「こころのことは自分にはまったく解らない、治療は身体疾患に特化する」——そのくらいの気持ちで対応するのがちょうどいいと筆者は思います。むしろすぐに「ストレス」や「ストレスフリー」等の言葉を使う人はあやしいと思うのです。

（佐野）

注1　アルギニン・バゾプレッシン　抗利尿ホルモン。尿量を調節する働きをするこのホルモンに異常をきたすと、多尿となる。

「検査には異常がないので心配いりません」と言われたのですが、どこも悪いところはないのでしょうか。

「異常がない」の中味

頑張る身体が異常を表に出していないだけで、何らかの不調が起こっていることがあります。その逆もあります。

● **身体が自ら調節**

　小児科心療外来には、「頭痛を訴えるので、色々と検査したが異常はなく薬にも反応しない。心理的な問題と思うので診てください」という形での紹介がよくあります。医師の中には「検査に異常がない」＝「心理的な問題」で、身体については心配がないと考える人がいます。こう言われても、実際に症状を訴えているのですから、親も本人も心配なままです。

　ところで血液・尿検査やMRI（注１）などの検査によって身体の不調の原因がどれくらいわかると思いますか。たとえば、二日酔いで頭が痛いお父さんが病院に行って検査をしたとします。血液中のアセトアルデヒド（注２）を測るなど、どこででもできる検査ではない特殊な検査をしない限り、頭痛の原因が血液検査から解ることは稀です。普通の頭痛ではMRI・CT（注３）に変化が出ることは稀です。「寝冷えしてお腹が冷えて、下痢でお腹が痛い」という時も、検査で異常が出ることはほとんどありません。

　つまり検査や診察で異常がなくても、身体のすべてがいつも通りに

動いている訳ではないということなのです。「検査に異常がなくてどこも悪くないんだから、頑張りなさい」ということは間違っている訳です。検査に異常がない場合でも、何らかの不調が起こっていて、身体が頑張って調節しているので変化は表に出ていないだけで、やがて自分の回復力によって元に戻る可能性が高いと考えてください。

● **検査の異常も色々**

逆に検査に異常がある場合は、身体の調節力を超えた変化が起こっているので外から何かしてあげたほうが早く良くなる場合がある、と考えてください。以下に「異常のある場合」を具体的にまとめてみました。

① 異常があっても症状とは関係のない場合：頭痛で脳波（注4）をとったらてんかんの波が出たからといって、すぐにてんかんということにはなりません。正常な人でも脳波にてんかんの波が出る場合があります。
② こころの問題から身体の変化が起こって異常値が出てきた場合：痩せるために食べるのを制限したために無月経になったり、低血圧を起こしたりします。
③ こころの問題に加えて何らかの異常があるために症状が出てきた場合：ピロリ菌（第三章参照）が胃にいるだけで皆が胃炎になるのではなく、そこにストレスが加わって初めて発症する人もいます。
④ 検査の異常の経過に、こころの問題が関係する場合：たとえば糖尿病の経過は生活の状態で左右されることが多いようです。
⑤ 検査でわかる身体の病気によって、こころが揺らぐ場合：甲状腺機能亢進症（注5）でのイライラ感、白血病を診断されて落ち込

んで食欲がなくなる場合などです。

　こう考えると、検査に異常が出た場合でもそれだけに気をひかれず、心理的・社会的・倫理的にも見ることが大切だと解ります。医師も患者側もそういう考え方が必要です。（高尾）

コラム　アレキシシミアとアレキシソミア

　心身医学の記事を読んでいると失感情症（アレキシシミア）・失体感症（アレキシソミア）という言葉に出会うことがあると思います。

　「失感情症」というのは、「自分の感情を認識することが苦手なため、身体の症状として現われてしまう、心理的ストレスに気づきにくい」ことです。たとえば試験準備の勉強が十分にできなかったので、試験当日の朝、準備不足による不安から腹痛を起こしたのに、腹痛が原因で登校できないと思い込みます。そして不安を感じていることには気づかない場合です。

　「失体感症」は「生命維持機能が危なくなると出る眠気、空腹感、疲労感、喉の渇き、筋肉の張り感、呼吸亢進などの身体のサインに気づかないで、危険な状態になり身体が赤信号になって、初めておかしいと気づく」ことです。たとえば部活の陸上競技でレギュラーになるために毎日の猛練習を率

先してやっていて生理不順になっているのに気づかない、そのうちに摂食障害になって初めて生理が止まっているのに気づくという場合です。

　失感情症があると感情が揺れて身体に異常が起こってきますが、これに加え身体のサインを感じることが鈍い失体感症があると、その異常に適切に対応することができず、身体の異常がどんどん進んでしまいます。

　それで、子どもの心身症の治療や予防には「感情に気づくこと」が重視されます。特に年少の子どもを診ていると、「気づき」はなくても身体が回復すれば、成長していく中で、自然と困難の原因を乗り超えていくことも多いようです。

(高尾)

注1　MRI　強い磁石と電波によって人体の断面画像を得る。X線やCTのように放射線被曝がない。脳・脊髄・内臓などの検査に高い能力を発揮する。
注2　アセトアルデヒド　アルコールの中間代謝物質。毒性が強い。二日酔いの症状にはこの毒性によって引き起こされるものがある。
注3　CT　X線を使って身体の断面を撮影。立体的に身体を見ることができる。MRIとは臓器の写り方が違うので、別の角度から異常を見つけられる。
注4　脳波　脳の電気活動を頭の表面に付けた電極で記録する。それにより脳の活動の様子が解り、てんかんなどの脳の病気の診断に利用できる。
注5　甲状腺機能亢進症　甲状腺ホルモンは、身体のエネルギー利用を活発にし身体が組織を作るのを助ける。このホルモンが過剰に出てしまうのが亢進症。

心身症の発症のメカニズムは どのようなものですか。

四つの視点

 心身症のメカニズムは、西洋医学的な因果関係、治癒過程、感覚と注意の関係、周囲との関係性の四つの問題に分けて考える必要があります。

Ⅰ　西洋医学的な因果関係

　こころと身体の因果関係となると西洋医学的にはこころは脳にあると考えられていますので、脳と他の身体との連絡を中心に「心身医学」は研究されています。最初に中心に考えられたのは視床下部から脳下垂体、副腎皮質の経路です。視床下部は脳の中心にあって大脳皮質と連携があるので思考や感情の影響を受けます。そこと連絡のある脳下垂体からは身体の調節をするホルモンが分泌されています。その分泌が変化すると身体の働きが変わります。

　ストレスが加わった時に副腎からのステロイドホルモンが増えることが最初に発見されました。よくストレスホルモンといわれるのはこのステロイドホルモンのことで糖や脂肪の代謝、免疫の働きなど全身に影響していきます。さらに視床下部からは末梢に向かって自律神経を介しても影響が全身に伝わっていきます。胃腸の動きや血管の状態等にも影響する訳です。

　骨髄・リンパ節等も自律神経から直接影響を受けるうえに、免疫細胞の表面にはホルモンや神経伝達物質（神経と神経で情報を伝えるのにや

りとりする化学物質）に反応する部分があるのでストレスで働きが落ちたり上がったりします。

　最近は脳から末梢器官へ向かっての連絡だけではなく、身体の各部分から脳へ向かう連絡も解ってきています。肝臓などの内臓の情報が自律神経を介して脳に伝わることや腸の中の細菌の種類によって研究用のラットの不安が左右されることも報告されています。こういう点は東洋医学では経絡を通して肝（西洋医学の肝臓という臓器ではなく、肝臓を含めた身体の働きをいう）の高ぶりがイライラを起こす原因と言われているのに繋がるのでしょう。

● Ⅱ　治癒過程

　まだⅠのように十分な解明はできていませんが、身体の変調が回復する過程へのストレスの関与があります。よくあるのが、保育園に入るとしばらくは風邪によくかかることです。新しい環境になったために子どもが感じるストレスが免疫力を下げるために、普段なら咽喉にウイルスがついても免疫力で排除できるところができなくなり、ウイルスが増えて風邪になってしまうのです。

　逆に笑いが免疫力を高めることで、ガンの経過を穏やかにするという研究もあります。眠れないことが続いたら成長ホルモンの分泌が低下することもあります。そのために疲労や傷の回復が遅くなるともいわれています。東洋医学は身体の回復力を助けるという考え方なので心身症に合っているかもしれません。

● Ⅲ　感覚と注意の関係

　身体の感覚はそこに注意が向いていると敏感になるという特徴があります。紙の整理をしていて手を紙で切った場合、仕事中は痛みに気

づかないのに仕事が終わって切り傷に気が付いたとたんに痛くなったというような経験をした方は多いでしょう。

　脳に痛みを感じる部分があるのですが、脳は痛み以外にも感じたり考えたりする部分があります。それらの部分がお互いに繋がって影響を与え合っているために痛みの感じ方も影響を受ける訳です。頭痛を起こす原因が同じ強さであっても、楽しいことや希望のあることを考える部分が多く働いていると、痛みを感じる部分の働きを小さくしているのでしょう。辛い体験をしていたり悲観的な考えの部分が働いていると痛みを感じる部分がより活発に働いて、痛みは増強して感じられるのです。

　登校との関係で考えると、少しぐらい頭痛があっても学校が楽しいと、休まずに行けますが、学校で辛いことがあれば、行きにくくなります。後者のような症状の時には心身症として対応されたほうが良いですね。

● Ⅳ　周囲との関係性

　これはⅢの最後の例とも関係してくるのですが、同じ程度の症状の強さでも問題になる時とならない時があります。よくあるのは夜泣きの場合です。日本で問題になるのは家族と子が一緒に寝るのでお母さんやお父さんが寝られなかったり、泣き声にイライラするからです。ところが家も広く、子どもは別室で寝る習慣のある国では夜泣きが話題になることはあまりありません。

　夜泣きは色々とストレスとの関係で話されることも多いのですが、国によっては話題にならないのです。起立性調節障害で、朝起きにくくても、夏休みなら起きるのに時間がいくらかかっても、その後元気になるので問題にならないでしょう。しかし学校が始まると、遅刻

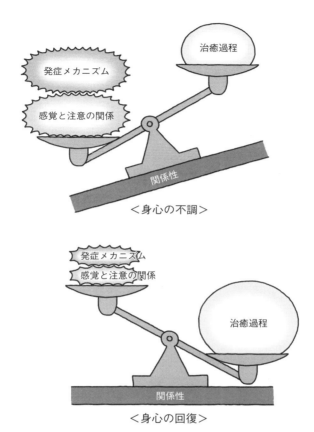

図1-4　身心の不調と身心の回復

しがちになって同じ朝の起きにくさが問題になってくるので、周りは心身症を疑うことになります。つまり、子どもと周りの人や環境等との関係によって心身症と呼ばれる場合もあるのです。

　現実には図のようにこれら四つが微妙に関係しあって身体と心の不調と回復が起こっているのです。（高尾）

心身症を疑われたら心理療法が必要ですか。

まず身体の治療から

 必ずしも必要ではありません。しかし子どものこころには目配りを。子どもは自分の内面をうまく語れません。まずは身体の病気から治していくことです。

● 身体から治す

　心理療法は、回復力を強めるのと、ストレス下の状態を乗り切る助けになるので、心身症の治療ではこころの側からのアプローチとして大切であることは確かです。しかし身体の症状で困っているのですから身体の治療をしてあげることが大切です。その場合には、身体の向こうのこころを見やりながら治療する必要があります。

● 抱きしめる

　身体の治療といっても医療だけではありません。お母さんが抱きしめたり、添い寝をしたり、さらには食事を作ってあげることも広い意味での身体からの治療です。「痛いの痛いの飛んでいけ」と痛いところに手を当てることも同じです。身体の触れ合いは安心感や信頼感を強めるオキシトシンというホルモン分泌を促すことが解ってきています。お腹がいっぱいになると気持ちが落ち着いてゆっくりできることは皆さんも経験することでしょう。

　動物の場合を考えてみましょう。動物の子どもは自然の中で他の動

物に狙われたり、ケガをしたりストレスにさらされた状態で生きています。動物の親はそのような子どもを舐めたり抱え込んだりして、癒しています。人間のようにカウンセリングに行ったり遊戯療法を行ったりということはできませんが、身体を癒されることで動物の子どもは回復していきます。

　以前、小児心身医学会で、アニマル・コンパニオン（ペット）が飼い主との関係で身体や行動に症状を起こした報告がありました。

● こころを配る

　心理療法はできなくても、基本的な養育を親身になってすることで、こころは回復します。身体だけを見るのでなく、その子どものすべてにこころを配って対応してあげることがこころの治療に繋がるのです。こじれる場合は心理療法も必要ですが、家族や医療者が支えることができれば、子どもは辛い時期が過ぎるまで耐えたり、辛いことに向かっていく力を得て状況を克服できることもあります。

● 「見棄てられていない」

　心理療法をした場合でも身体からの支えが乏しいと回復は困難になることもあります。また子どもの置かれている状況に働きかけて、変化させる（学校でのいじめに対応してもらう、子どもの特性を先生に理解してもらう等）ことだけで回復することもあります。はっきりと心理的な問題が表面化しなくても、身体の症状を受け止めて、症状はあってもしたいことができるように工夫相談することで、見棄てられていないと子どもが感じることが大切です。心身症状を疑ったら、身体を大切にすることと、状況の理解と対応が第一です。その上で必要を感じたら心理療法も利用してみましょう。（高尾）

心身症の子どもは不登校になりやすいのですか。

不登校を認める

いきなり不登校になるのではなく、それ以前に身体症状が出ています。しかしそれは、ほとんどの場合、勉強についていけないからではなく、人間関係の不調が原因です。

● **不登校と身体症状**

　不登校になる子どもの、それ以前の症状を調べた研究があります。それによりますと、不登校になる数か月以上前から何らかの身体症状を訴え始めている子どもが多く、不登校になる前後にピークになり、しばらくすると身体症状が続いている子どもは減ってきます。不安や抑うつのような精神症状は不登校になった後でも長く続くようです。しかし、不登校になれなくて、学校に行き続けているためにストレスから身体の症状が出ているのに、休み休みでも登校している子どももいます。

　登校することに何らかの問題を感じている子どもの場合、最初は学校を休むことには抵抗が大きくて休めないためにストレスが大きくなって、身体の不調や病気の回復の遷延化が先に起こってくるようです。つまり、心身症状を出す子どもはその時点ですでに不登校になる条件が増えてきているのです。

● **「心身症」が子どもを救う**

　では心身症状を出しやすい子どもと学校生活（人間関係、校風、規則等）

になじみにくい子どもには共通の背景があるのでしょうか。

個人的な背景では、よく発達障害が話題になります。発達障害児（特に自閉症スペクトラム児）は学校生活になじみにくい場合があり、知覚が定型発達と少し違いのある場合や言語表現の苦手な場合は、心身症状を出しやすいようです。子どもの場合は身体症状が出て休んでいるうちに取り巻く状況が変わったり、子どもが成長できるので、心身症が子どもを救ってくれる場合もあるかもしれません。うまくいけば心身症のみで回復できていることも実際には多いと思います。

ただしそのためには、周囲の大人が子どもの話を聞いて信じて安心して休めるようにして、動き出すのを待ち、学校生活以外の生活の時間に眼を向ける余裕が必要です。個人的な背景以上に環境的な要素が、不登校になるかならないかについては大きい問題となります。

● 「学校を休む」ことから

心身症の症状で学校を休むことが多くなって勉強についていけなくて、不登校になるということはほとんどありません。それは親や先生が納得しやすいために言っていることです。もしも「勉強についていけなくて不登校になる」のであれば、学校で勉強についていけない子は多いですから不登校はもっと多いはずですが、ついていけなくても学校に行っている子どもは多くいます。勉強についていけないことを本人がどう考える環境にいるかによるのでしょう。

心身症を疑われるような身体の症状が続くときには、不登校になるような状態ができているのかもしれないと考えた方がよいでしょう。不登校の原因は解らないことも多いのですが、友達や先生との関係が不調な場合が多いようです。その場合には、関係を避けて立ち直る時間を作るために、ゆっくりと休むことを認めてあげてください。（高尾）

コラム 相性

　人間どうしには相性があります。でも心理の専門職は相性に惑わされずに対応できるものと思っていました。ところが私が子どもの心療内科を始めた頃に、勉強のために参加させてもらっていた大学の臨床心理学部の症例検討会で聞いた言葉が衝撃でした。その時、日本でユング心理学・臨床心理学を始められた一人である河合隼雄先生がいらっしゃって、こう言われました。「相性が良くない時は他の先生を紹介します」。あの河合先生でもそういうことがあるのだと「目から鱗」でした。

　その後、心療外来をして5年程した頃に、拒食症の中学生女子が受診しました。その頃には拒食症の経験も重ねていて少しは自信もあったのですが、再診には来てもらえず、他の病院に行ったと連絡がありそれっきりになりました。その後数年して、拒食症の女の子が通う学校の養護の先生と話をした時、先の子のことも知っておられて、「あの時、先生が膝を揃えて両手を重ねて膝に手を置かれていたのが、女々しい感じで嫌だったそうです」と教えてくれました。

　それからはなるべく、両膝は開き気味で手も握るようにしていました。それから10年以上経った頃、中学生時代に拒食症で出会った男の子が精神科医になって相談に来た時の言葉が忘れられません。「先生の頼りなげな自信のなさそうなところが、僕には救いになりました」と言うのです…。（高尾）

第2章

呼吸器系の症状

―― 喘息は心身症？

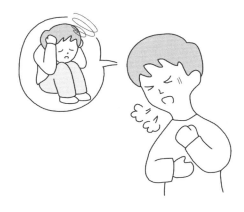

咳がとまりませんが、感染症や喘息ではないと言われました。何が考えられますか。

ストレスの軽減

 器質性疾患のないことを確認した上で、不安・ストレスを原因として考えてみます。心理療法・薬物療法を行うこともあります。

● 3週間以上の咳

　咳は日常で最もしばしばみられる症状の一つです。咳は気道の分泌物や異物を排出する生理的な反応ですが、咳が長引き頑固に続く場合は患者さんやその家族にとっては非常に心配で不安になる症状です。

　咳の多くはウイルス感染を中心とした呼吸器感染症に伴うものであり、多くは1週間前後で治まります。3週間以上咳が続く場合、感染症、気管支喘息、咳喘息（注1）、アレルギー性鼻炎、副鼻腔炎、胃食道逆流症（注2）、一部の降圧剤の副作用、気管支拡張症（注3）、気道異物、受動喫煙、肺がん、心不全などの可能性が考えられます。

● 病気を見分ける

　まず病歴をしっかり聞くことから始めます。新生児期、乳児期から咳があれば先天奇形の可能性があります。異物の吸引歴があり、突然咳が始まり呼吸音で左右差があれば気道異物の可能性があります。家族の喫煙歴や使用している薬についても聴取します。感染症の場合、発熱があったり、黄色や緑色の痰や鼻汁が出ることがあります。

また血液検査で炎症の所見を認めることがあります。胸部レントゲン撮影をすると肺炎や結核、気管支拡張症、肺がんでは異常所見が見つかることがあります。胃食道逆流症は、食後や仰向けになった時に咳が増強します。胸やけがあることがあります。心不全は胸部レントゲンで心拡大があったり、呼吸苦があったりします。気管支喘息では喘鳴（ぜいぜい音）や発作が今までにあり、呼吸機能検査で気道が閉塞した所見が出ることがあります。既往歴、症状、それからこれまで述べた検査に加えて、ウイルス、細菌検査、アレルギー検査などを行えば、おおむね鑑別（疾患の見分け）は可能になってきます。

● **診断的治療**
　それに加えて、診断的治療（治療的診断）も行われています。感染症が疑わしい時は抗菌薬が投与されます。アレルギー性鼻炎には抗アレルギー薬、気管支喘息や咳喘息の疑いには、抗アレルギー薬の内服やステロイド薬の吸入を行い、胃食道逆流症には胃酸を抑える薬を使います。薬を使うことで症状が治まれば診断も確定します。おそらく今回の質問は、このような検査や診断的治療を経ての状態だと思われます。検査の結果「感染症や気管支喘息ではない」ということです。
　こういう場合、セカンドオピニオンを求めたり、精密な検査を行うことも一つの方法です。しかし、これまで述べてきた様々な器質性疾患（臓器や組織に解剖学的、病理学的に異常がある病気）のどれにも当てはまらない場合、精神的ストレスが関係する心因性の咳という可能性もあると思います。

● **チックで咳が出る**
　長引く咳の原因として、年長児や思春期になってくると心因性咳嗽

の割合が増加してきます。何らかの心因性要素が原因で、上気道炎などの感染に引き続いて起こります。

　痰のない咳が1か月以上続き、医師の前にいる時など緊張感が高まると増加しますが、何かに熱中している時や、睡眠中は咳が消失します。チック（突発的で、不規則な、身体の一部の速い動きや発声を繰り返す状態）の症状で咳が出ることもあります。心因性咳嗽の場合は咳止めや去痰の薬はあまり効果がありません。

● **心因性要素**

　まず必要な検査を実施して、器質性疾患がないことを確認します。そして患者さんや家族に、「大丈夫だ」という安心を与えます。次に不安、ストレスの軽減を図っていきます。原因となっている心因性要素を処理し、対応することができれば症状が改善していきます。そのため心理療法を行うことがあります。不安が強ければ抗不安薬を投与することもあります。（別處）

注1　咳喘息　いろいろな刺激で咳は出るが、ゼーゼー・ヒューヒューいう喘鳴や息苦しい症状を伴わないもの。30パーセントは気管支喘息に移行するといわれ、気管支喘息と同様の治療を行う。

注2　胃食道逆流症　胃酸を含んだ胃の内容物が食道内に逆流してくる病気。胸やけや口・喉が酸っぱく感じる症状が出る。逆流することが刺激となって咳が出る。

注3　気管支拡張症　先天的な原因や繰り返す感染などで気管支の壁が壊れ、弱くなり広がってしまう病気。咳や痰、肺炎になりやすいなどの症状がある。

学校で友だちと言い争いをしていて、急に呼吸が苦しくなり、手足がしびれました。

過換気症候群

 「死ぬのではないか」という不安を取り除くため、周囲の人は落ち着いて。命に関わることはありませんので、あわてないことが肝心です。

● **若い女性に多い**

これは過換気症候群の可能性が考えられます。激しい運動、疲労や不安、恐怖、怒りなどがきっかけになります。突然呼吸が深くて早くなり、息苦しさ、動悸、手足のしびれなどの身体の症状が起こります。10パーセントくらいに意識を消失することがあるといわれますが、後遺症や命の危険はありません。若い女性に多く、中学や高校などでは集団発生を起こすこともあります。内科系外来の数パーセントを占めるといわれる、比較的頻度の高い疾患です。

興奮、不安、恐怖などをともなうことが多く、過換気状態が持続することにより、呼吸器、循環器、中枢神経系、消化器系、筋肉系などの臓器に種々の症状を呈します。

● **過換気発作とは**

過換気とは血液中の酸素および二酸化炭素の正常な量を維持するのに必要な量を超えた換気状態を意味し、呼吸回数あるいは呼吸の深さが増加することによって引き起こされます。過換気になると血液中の

酸素が増加し二酸化炭素が減少し血液がアルカリ性に傾きます（注1）。血液中の二酸化炭素が減少することで、呼吸をつかさどる神経が呼吸を抑制し、息を吸っても空気が胸に入ってこない呼吸困難感や窒息感のような息苦しさを感じます。そのため余計に何度も呼吸しようとして症状が進みます。

　血液がアルカリ性に傾くことで血管の収縮が起き、手足、顔面のしびれや、筋肉のけいれん、収縮により固まる症状が出ます。また脳血管の収縮により、頭がボーっとする感じや意識が低下する症状が出ます。動悸、胸部圧迫感、胸痛のような循環器症状や嘔気、嘔吐、腹痛などの消化器症状が現われることもあります。発作は30分から60分で軽快することが多いですが、発作の時苦しくて「死ぬのではないか」という不安の強い人では数時間続くこともあります。

● **診断について**

　呼吸が早く、呼吸困難感を訴える患者さんで、上記の自覚症状や筋肉のけいれん、硬直などの所見があればこの病気を疑います。発作時の状態を詳しく聞き取り、来院時の全身状態が良好であることを確認することで診断できることが多くあります。発作時に動脈血分析をすることで、血液中の二酸化炭素の減少、アルカリ性に傾いていることが示されれば診断は確実になりますが、この病気を疑った場合は、採血などの検査はより不安を高める恐れもありますので、できるだけ避けた方がよいとされています。

　ただ、初回発作時には様々な可能性を考えなくてはならないため、検査しなくてはならないこともあります。鑑別を要する身体疾患として、脳腫瘍、脳炎、感染症、肺血栓症（注2）、狭心症、サリチル酸中毒（注3）、気管支喘息などがあります。非発作時に、過呼吸をす

ることによって、つまり症状を再現することによって診断する方法もあります。

● **発作時の治療と対応**

発作時は身体症状に加え、興奮、不安、恐怖などの精神症状を呈していることが通常です。また周囲の人も症状の派手さから、動揺、不安、恐怖感を増長することがあります。そのためまず治療者がゆったりと構え、本人や同伴者の心理的安定を図ることが大事です。周囲の人が動揺しているようなら離した方がよいことがあります。またこの症状は前述の通り過換気によって引き起こされていること、しばらくすると落ち着いていくことを伝え、不安を軽減していきます。

本人は自分の過換気状態を意識していないことが多いと思われます。本人には少し息を止めることによって呼吸が楽になることを体感してもらったり、息を吸った時数秒息をとめるとか、意識的にゆっくりと呼吸するように伝えていきます。患者さんは不安が強く、なかなか呼吸を遅くすることができないこともあります。まずはできるだけ安心させてゆっくり呼吸するように話します。

うまくゆっくり呼吸ができるようになると数分で呼吸が落ち着いてきます。以前よく行われていた紙袋やビニール袋を口に当てて一旦吐いた息を再度吸わせる呼吸法は、低酸素症の危険性もあり現在勧められておりません。不安が強く発作が治まらない場合は、抗不安薬を使うことがあります。

● **非発作時の治療と対応**

急性期の治療後、状態が安定すれば過換気発作の仕組みについて説明し、理解を進めていきます。また、今後の発作時の対応の仕方につ

いても指導していきます。命に関わることはなく、落ち着いて対応することが最も大切であることを強調します。病気についてよく理解できれば発作の回数の減少など、症状が安定することも多くあります。

　小児では身体的な疾患で本症を引き起こすことは少ないですが、本人、家族の不安が続いている時は、検査をして異常がないことを示し、器質的な疾患がないことを確認することも安心につながります。本症のほとんどは軽症であり、精神的に深い問題を抱えていることは少ないのですが、過度な緊張や不安などが起きる状況を避けるように環境を改善したり、ストレスを発散させる方法を見つけるよう指導していきます。発作を繰り返したり、不安が強い場合は、抗不安薬を使用したり、心理療法を行っていく場合もあります。また不安障害やパニック障害、うつ病などの病気がある場合は、それらに対する治療を行うことが発作防止に有効なことがあります。（別處）

注1　血液がアルカリ性に傾く　ヒトの血液の酸性、アルカリ性を示す水素イオン濃度（pH）は正常時は7.35から7.45の範囲に保たれている（弱アルカリ性）。二酸化炭素が失われるなどでpHが7.45を超えると、アルカリ性に傾いた状態（アルカローシス）といわれる。

注2　肺血栓症　血のかたまり（血栓）が肺の細い動脈に詰まって突然起こる病気。胸痛や呼吸苦、血痰などの症状がみられる。意識がなくなったり、突然死することもある。

注3　サリチル酸中毒　一般の人がサリチル酸を服用するのは、アスピリンなどの解熱、鎮痛、抗炎症薬に含まれている場合だけである。これらの薬剤を過量に摂取することにより、嘔吐、呼吸困難、不穏などの症状が起こる。

第2章　呼吸器系の症状──喘息は心身症？

1歳の息子を強く叱ったところ、大泣きして呼吸がとまり、けいれんを起こしました。

泣き入りひきつけ

「叱る」のではなく、子どもの目を見て、必要なことを「伝える」という気持ちで向き合います。情緒的に安定した環境が重要です。

● **意識消失、脱力・けいれん**

　これは経過からすると、泣き入りひきつけが考えられます。憤怒けいれん、息止め発作と呼ばれることもあります。乳幼児が激しく泣いた後、呼吸を止めて、顔色が不良になり、意識消失、全身の脱力やけいれんなどを起こす病気です。痛み、怒り、欲求不満、恐怖などがきっかけになります。

　発症は生後3か月から3歳頃までに多く、とくに生後6か月から2歳が好発年齢です。4歳以降には通常発症しません。比較的頻度が多く全体の数パーセントにみられ、ほとんどは7歳になるまでに発作が消失する予後の良い疾患です。

● **一分以上の呼吸停止**

　発作の頻度は1、2歳が最も多く、2歳を過ぎると減少します。1日に数回起こすことも稀ではありません。発作は息止めにより脳の血流が減少し、脳の酸素が不足して起こりますが、発作中の顔色によって青色発作（チアノーゼ型）と白色発作（蒼白型）に分けられます。

青色発作は大泣きし息を吐いた状態で息を止め、唇や顔色が紫色になります。白色発作は痛みや怒り、驚きにより、内臓の働きを調節する自律神経の一つである迷走神経が興奮し、著しい除脈(じょみゃく)や心肺停止を起こし、急に顔色が蒼白となります。そのため、白色発作では啼泣(ていきゅう)(大泣き)が不明瞭なことがあります。青色型と白色型の混合型もみられます。

　いずれのタイプも脳の血流の低下や無酸素症を引き起こし、意識消失や全身の脱力やけいれんを起こします。発作の持続時間は１分以内で自然回復することが圧倒的に多いのですが、けいれんが持続することもあり、１分以上呼吸が止まっている時やけいれんが続く時は救急受診を考えます。

● **落ち着いて対応**

　お子さんがけいれんを起こしたらとても心配ですが、まずは気持ちを落ち着けて冷静に対応しましょう。身体をゆすったりせず、口の中に指や物を入れないようにします。分泌物が多かったり吐き気がある時は身体全体を横向けにして、嘔吐した時に窒息しないようにします。

　次に、どのようなけいれんが起こっているか観察します。手足の動きや瞳の位置に左右差があるか、手足がガクガクと動いているか、固まっているかなどです。持続時間は時計を使って測定します。けいれんが起こっている時は長く感じられることが多いのですが、測定すると案外それほど長くないこともあります。泣き入りひきつけの場合、けいれんは左右対称に起こり、終わったあとは顔に赤みがさし、目を開けて泣いたり、ケロッとしています。めったにないことですが、無呼吸が続く時や５分以上けいれんが止まらない時は救急車を呼んで救急受診します。

● 鉄欠乏

　病態の詳細はまだ明らかにされていませんが、泣き入りひきつけ児の約半数に鉄欠乏貧血があり、鉄剤投与により症状が80から90パーセント改善したという報告があります。鉄欠乏によって、刺激に反応しやすくなることもあるといわれ、病因については、鉄欠乏に関連した自律神経異常の存在が想定されています。

　症状が典型的で息を止め、顔面チアノーゼや蒼白となるだけの軽症の場合は検査が不要な場合もありますが、好発年齢を外れている場合、症状が重篤な場合は検査が必要となります。まずは血液検査で貧血や鉄欠乏の有無を確認します。鉄欠乏がある場合は鉄剤を投与します。てんかん、不整脈を含む心疾患との鑑別には脳波、心電図、心エコー検査が有用で、初発年齢が6か月以内の場合には先天奇形や脳腫瘍などの鑑別のために頭部画像検査が有用なことがあります。泣き入りひきつけでは、脳波、心電図、画像検査は異常を認めません。

● 子どもとの接し方

　まず基本的な原則は、子どもと保護者の間に情緒的に安定した環境を作ることです。ひきつけが起こるほど激しく泣かせないようにするために、叱り方にも方法があります。突然大きな声で叱ると、子どもは驚いてひきつけを起こしやすくなります。子どもの目を見ながら落ち着いた声で、叱るのではなく必要なことを伝えていきましょう。

　また、とにかく泣かさないようにしなくてはと考えて、過保護や甘やかしになってしまうことがあるかもしれません。ただこの場合、子どもは泣けば自分の主張が通ると思い、結果的にけいれんを悪化させてしまうことがあります。必要以上に甘やかすのではなく、大事なことを根気よくしつけていきましょう。（別處）

気管支喘息は心身症だと聞きましたが。

不安やストレスとアレルギー

 子どもとは発作時も非発作時も同じ態度で付き合うこと。不安や暗示が喘息発作に繋がります。予防療法が大切です。

● 喘息発作は減少？

　心身症とは、基本的には身体の病気ですが、その発症や経過に心理、社会的因子が大きく影響しているものとされ、つまり心が大きく関わっている病気であるといえます。気管支喘息は突然呼吸が苦しくなって発作が起こる病気です。

　以前より不安やストレスによって喘息発作が誘発されることや、急性、慢性のストレス負荷がかかった場合には、発作がひどくなることが知られています。そのため気管支喘息は心身症の代表的な疾患であるとされてきました。気管支喘息の発作や経過には、約半数で心因が関与しているという報告もあります。ただ、ステロイド吸入薬による予防療法が普及してからは、不安や暗示による喘息発作は減少してきています。

● 免疫の働きが過剰

　気管支喘息は、ヒューヒュー、ゼーゼーというような喘鳴(ぜんめい)を伴った呼吸困難の発作が繰り返し起こり、心臓病や肺炎などの病気ではない

ものとされます。小児では2、3歳までに発症することが多く、思春期までに7割くらいの人は発作が起こらなくなっていきます。

　発作の時は気管支の内腔が狭くなり、その狭くなった気管支の中を空気が出入りする時に摩擦で音が出ます。重症でない限り、発作のない時は症状はありません。日本の小児では気管支喘息の8、9割はダニが原因とされ、その他食物、カビ、動物、昆虫、花粉などが原因といわれています。

　気管支喘息はそれらが原因として起こるアレルギー疾患です。アレルギーとは病原体や異物を排除して自己を防御する「免疫」という働きが過剰に反応して、自らの組織を傷つけてしまうことです。アレルギーによって、気管支の粘膜に慢性の炎症が起こり、過敏になって発症します。過敏になるというのは、通常多くの人が反応しないアレルギーの原因物質、感染・たばこの煙・大気汚染・天候の変化・運動・緊張やストレスなどが誘因となって発作が引き起こされるということです。

● **薬物療法**

　気管支喘息の治療は、主に薬物療法、環境整備、鍛錬療法がありますが、心身症的な病気ですので精神面や社会的な環境にも注意する必要があります。薬物療法は、発作時の治療と予防療法に分けられます。発作時は呼吸が苦しいので治療が必要です。気管支拡張薬の吸入や内服をします。それとともに腹式呼吸や水分補給も有効です。ひどくなるとステロイド薬を投与したり、酸素吸入することもあります。

　最近では発作時の治療だけでなく、発作が起こらないように予防する治療が強調されています。それは発作の起こっていない時も気管支の炎症は続いているので、その炎症を抑えて発作を起こりにくくし、

喘息を寛解(かんかい)、治癒にもっていこうという治療です。

　予防療法は抗アレルギー薬の内服やステロイドの吸入がよく行われますが、1か月に数回以上の発作が起こる持続性の喘息の場合に行われます。ステロイド吸入薬による予防療法が普及してからは、喘息発作のコントロールのための長期入院の必要性は減少しています。環境整備や鍛錬療法は次節で説明します。

● **アレルゲンの影響？**
　気管支喘息の病状が心理的ストレスなどにより左右されることは以前から知られています。経過中に心理的要因が大きいと感じさせる場合としては、発作が出て医療機関に受診した時点で発作が軽快している時や、逆に通常の薬物療法、吸入、注射、点滴などで発作が期待したようにはよくならない場合、また入院中に特定の家人の面会があると発作が起こったり収まったりする場合、家では発作が長引くが入院するとすぐに改善し、外泊でまたすぐ発作が出る場合などです。
　これはアレルゲン（アレルギーの原因物質）の影響もあるかもしれません。また、試験、学校行事、家庭でのもめ事等の前後で発作が起こるような場合も心理的要因があることをうかがわせます。ただ喘息はいろいろな要因が絡み合った疾患ですから、外見上は心理的な発作に見えても喘息の原因が心因だと決めつけない方がいいこともあります。

● **子どもとの関わり方**
　気管支喘息の発作は命に関わることもありますので、保護者は過剰な不安を持ちやすく、過保護、過干渉となりやすいといわれています。しかし最初から複雑な心理的問題を持っている訳ではないので、しっかり発作の予防的治療をしながら、子どもに喘息に対し特別な意識を

持たせないようにすることもひとつの方法です。

　発作時は優しく、非発作時は厳しいなど、保護者の態度が発作によって極端に違うと子どもは戸惑います。非発作時にも患児の面倒をよくみる、発作時よりも愛情が感じられるような接し方をするのがよいでしょう。また、「こんなに部屋が汚いと発作が起こるよ！」といったような表現は、子どもに暗示や不安を与え発作を誘発することがあります。こういう場合は、「部屋を片付けなさい」など、喘息発作とは切り離した表現にして、不安を軽減していくのがよいでしょう。（別處）

コラム　喘息発作時の対処法

　発作が起これば、安静にして発作時の吸入や内服の薬を使って様子をみます。それでも発作や呼吸困難が続くようなら夜間でも医療機関を受診すべきです。

　発作の初期であれば、お茶飲み、腹式呼吸、痰出しをしばらく行うと発作が治まりやすくなる場合があります。お茶飲みはお茶でなくて白湯（さゆ）でもよいのですが、コップ２杯から３杯くらいを少しずつ飲みます。お茶を飲み、腹式呼吸を10回くらいして、痰出しをします。痰出しは、腹式呼吸をしながら息を吐く時にお腹の底から絞り出すように息を吐き出すと、咳が出て痰が出ます。咳をする時に掌を丸めて、背中を下の方から上に向かってポンポンと叩くと（タッピング）、痰がはがれて出やすくなります。発作を自分で治めることができると自信になります。（別處）

気管支喘息の治療で、薬以外に生活面で配慮すべきことは。

日常での注意点

 日常生活で普通に行う環境整備や鍛錬療法が予防になります。掃除をしっかりやり、身体を鍛えましょう。

● 風邪を引かない

　気管支喘息の日常生活での注意点ですが、まずはアレルゲン（アレルギーの原因物質）への暴露をできるだけ避けるようにしましょう。また喫煙や大気汚染からできる限り離れるようにしましょう。また気道感染があると喘息を発症したり症状が悪化したりしますので、できるだけ風邪を引かないようにします。もし風邪にかかったら、しっかり治療して、こじらせたり長引かせたりしないようにします。

　日常の生活を規則正しく行い、過労や睡眠不足にならないように心がけます。また日ごろから身体を鍛えておくことも大切です。気管支喘息の治療は、先述の薬物療法・環境整備・鍛錬療法がありますが、ここでは環境整備や鍛錬療法について説明したいと思います。

● ダニ対策を

　大部分の気管支喘息児のアレルギーの原因であるダニ対策について説明します。ダニは温度22から25度、湿度70から80パーセントの条件で最も繁殖します。ダニは乾燥に弱いので、換気をしたり、除湿器を

使ったりして、室内の湿度が60パーセント以下になるよう心がけましょう。ダニがアレルゲンとして重要なのは生きているダニよりも死骸のかけらや糞の方だといわれています。その方が空気に浮きやすく、気管支の奥まで吸入されやすいからです。

ダニはどこの家にもいますし完全に除去することはできませんが、無理のない範囲で取り組んでいただければと思います。まず取り組むとすれば寝具周りです。布団は週1回くらい天日によく干して1平方メートルあたり20秒ほど掃除機をかけると有効です。防ダニシーツ、防ダニ布団の利用もよいかもしれません。ダニのアレルゲンは水に溶けるので布団の丸洗いも有効です。

また、じゅうたん・カーペットはダニの温床になりますので使わないことをお勧めします。床は畳よりも板床(フローリング)の方がよいと考えられます。掃除も毎日でなくてもよいので、1平方メートルあたり20秒ほど掃除機をかけると有効であるといわれます。

エアコンのフィルターも小まめに掃除しましょう。布製の家具やぬいぐるみはダニの温床になります。鉢植え植物は湿度を高めるので屋外に出しましょう。また、ペットもダニ・カビを持っています。ペットは飼わないにこしたことはありませんが、無理なら屋外で飼うか、週1回シャンプーしてあげましょう。

● **鍛錬療法**
鍛錬療法といってもさまざまな段階があります。まずは早寝早起きをして規則正しい生活を送ることも自律神経を安定させるという意味では鍛錬といえます。そのほか気管支喘息の鍛錬といえば、皮膚の鍛錬・呼吸の鍛錬・全身の鍛錬があります。

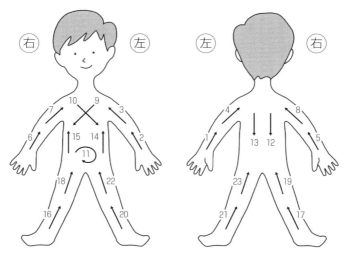

図2−1 「摩擦の図」
数字の順番に、矢印の方向に、摩擦を繰り返す。

① 皮膚の鍛錬

　皮膚の鍛錬では、まず薄着にする、それから摩擦、水かぶりがあります。摩擦は、健康たわしを使う場合、乾布摩擦、冷水摩擦があります。いずれもアトピー性皮膚炎がある場合は、摩擦によって皮膚病変が悪化しますので適しません。健康たわしか丸めた手ぬぐいやタオル、冷水に浸した手ぬぐいやタオルを使って身体の中心に向かって10回から30回くらい摩擦していきます。皮膚が赤くなるか少し粉を吹くくらいがよいでしょう（図2−1）。水かぶりは浴槽でよく温まって、その後足元からゆっくり水をかけます。5杯くらいから始めますが、自宅の風呂場では特に冬は寒いので無理のない範囲で行ってください。皮膚の鍛錬により自律神経が安定し風邪も引きにくくなります。

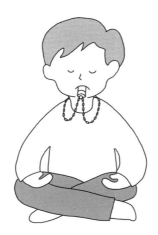

図2-2 「腹式呼吸の練習図」、座ってする場合
ピッチパイプ（図2-4参照）を用いる場合。ピッチパイプをくわえて、呼吸で胸が動かないように調整。

② 呼吸の鍛錬

　喘息発作の時は、気道が狭くなり息が吐きにくくなります。そのため胸式呼吸よりも、横隔膜を使って呼吸をパワーアップした腹式呼吸の方が有利です。発作が起こった時だけとっさに腹式呼吸を行うことはむずかしいので、普段から腹式呼吸の訓練をして、いざという時に備えます。

　腹式呼吸は、息を吐く時に腹筋を使ってお腹をグーンとへこませるようにします。口をすぼめてゆっくりと息を吐きます。吐く時は吸う時の3倍くらい時間をかけます。吸う時はお腹の力を抜いて、お腹が膨らむように息を吸います。お腹に手を当てて練習するとよいでしょう。

　腹式呼吸の練習は、立っていても、あぐらをかいていても（図2-2）、

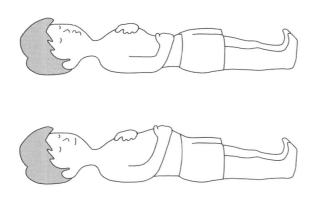 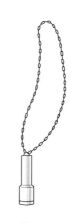

図2-3 「腹式呼吸の練習図」、寝て訓練する場合
上が「息を吐いた時」、下が「息を吸った時」。息を吐く時は、吸う時の3倍くらいの時間をかけて、ゆっくり吐く。

図2-4
ピッチパイプ

仰向けに寝ていてもできます。寝て訓練する腹式呼吸（図2-3）は、片方の手をお腹に当てて息を吸う時にお腹が膨らみ、吐く時にお腹がへこむように気を付けます。もう一方の手は胸に当てて、息をする時胸が動かないようにします。ピッチパイプ（音程を決める調子笛／図2-4）やストロー、リコーダーなどを利用してもよいでしょう。歌っている時は腹式呼吸になっています。

③ 身体の鍛錬

　水泳は全身運動であり、喘息発作を誘発しにくいスポーツです。楽しんでスポーツに取り組み、体力がつくことで自信もついていきます。またスキーやスケートも喘息発作を誘発しにくいスポーツだといわれています。

鍛錬は楽しみながら、無理のないように長く続けていきましょう。

(別處)

コラム 子どもはSOSがうまく言えない

　子どもたちはさまざまな悩みやストレスにさらされています。それを言葉にして表現したり（言語化）、話や気持ちを聞いてもらうとすっきりして安心します。ストレスもうまく処理され、建設的な解決にも向かいやすくなります。

　でも、子どもはこころの問題や悩みを適切に言葉で表現することが苦手です。自分がどう感じているのか、どうしたいのかもよく解らず、また状況を客観的に理解したり、判断していくことも難しいことがあります。そのため子どもは、こころの問題や悩みが身体症状や行動上の問題として現われやすいという特徴があります。

　私たちは日々の生活の場面においても、子どものこころに寄り添い、子どもの話や気持ちに耳を傾け、言葉にすることを促していきたいものです。あまり話さない子どもの場合は、挨拶や日常的な会話を大切にしていくとよいでしょう。

　心理療法の現場では、言葉にして話すことが苦手な場合には、保護された自由な空間で一緒に遊んだり（遊戯療法）、絵を描いたり、コラージュを作ったり、箱庭を作ったりします。そうすることで内面にあるものが表現され、理解が深まります。こころの安定やこころの成長を促していくことができるのです。（別處）

第3章

消化器系の症状

——「お腹が痛い」は病気?

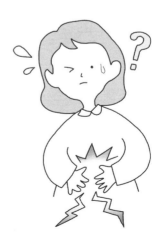

受験生ですが、最近、腹痛と黒い便がみられます。何が考えられますか？

タール便の場合も

 まずは食べた物の色を確認。便秘はしていませんか。出血があるかも知れません。ピロリ菌も考えてみましょう。

● 健康な便の色とは？

　通常、食べ物は、口から入ると食道や胃を通過して十二指腸や小腸そして大腸を通過する時に消化・吸収されます。そして、残された食べ物の残りかすが便として肛門から排泄されます。このように口から肛門までの食べ物の通り道は消化管と呼ばれています。一般的に食べ物は唾液や胃酸だけでなく、十二指腸を通過する時に、膵臓から分泌される膵液や、胆のうから分泌される胆汁液で、食べ物が消化され消化管から吸収されやすくなります。胆汁液には、もともと血液中の酸素の運搬役である赤血球が老化して壊された時に、細胞の中にある酸素運搬の中心的役割を担うヘモグロビンというタンパク質が代謝されたビリルビン（注1）が含まれ、胆汁の中に排泄されます。黄色のビリルビンが含まれる胆汁と混ざった食べものが十二指腸から大腸を通過する時に、腸内の細菌によりビリルビンは代謝されて黄褐色のステルコビリン（注2）という物質に還元されるために、健康な場合は黄色から黄褐色に近い便が排泄されます。

　ただし、便の色はビリルビンやステルコビリンだけで決まる訳では

なく、食べ物の影響、腸内細菌の影響、食べ物の消化管の通過時間などの影響も受けます。食べ物の影響としては一般的には炭水化物が多いと黄色に近い便になることが多く、肉類を多く摂取した場合には、褐色に近い便になることもあります。

また、細菌のバランスでも色が変化するとされ、一般に善玉菌と呼ばれる腸内の細菌が多いと、大腸の中は弱酸性（pH6.2〜6.8）となり、胆汁分泌が抑制されて便が黄色になりやすく、悪玉菌が多いと腸内は弱アルカリ性（pH7.5）となり、褐色になることが多いようです。

また、激しい下痢で食べ物が消化管を通過する時間が短い場合は、黄色のビリルビンが黄褐色のステルコビリンに還元される時間が短くなるため、黄色から黄白色になることがあります。

● **黒い便の原因**

さて、本題の黒い便の話に入ります。一時的にメラニン色素を多く含むイカ墨やアントシアニン（暗赤色）を多く含む野菜（紫キャベツやナス、アサイーなど）、ヒジキや赤身肉など鉄分を多く摂取することで黒い便が出ることもあります。通常は腹痛を伴うことはなく、疑わしい食べ物を避けることで便の色の変化は、防げます。

また以前から鉄欠乏性貧血で鉄剤を服用していると黒っぽい便になることがありますが、この場合も腹痛は伴わないはずです。その他、習慣的な便秘が続いたり、強度の便秘の場合にも、便の中の水分が奪われて、便の色が黒っぽく強度の硬便になることもあり、この場合は便の刺激で腹痛を伴ったり繰り返すこともあり、状況によっては盲腸（医学的には急性虫垂炎といいます）などと鑑別が必要なこともあります。

便秘の場合は浣腸によってすっきりすることもあるため小児科を受診し、その生活指導や浣腸、便秘薬の処方で、改善することが多いよ

表3-1　黒い便が出る原因と心配の度合

心配の度合	黒い便（黒っぽい便）になる原因
心配なし	食事の影響：メラニン色素の多いイカ墨、アントシアニンを多く含む野菜（紫キャベツ・ナス・アサイーなど）、鉄分の多い食物（ヒジキなどの黒い海藻・肉類など）の摂取 内服薬：鉄剤（フェロミア、フェログラドュメットなど）
軽〜中程度	細菌：腸内に悪玉菌が増えた場合（急性腸炎など） ＊下痢や腹痛を伴うことが多い
中程度〜高度	消化性潰瘍（食道潰瘍や胃・十二指腸潰瘍） 慢性炎症性腸疾患（クローン病、腸管ベーチェット病など） IgA血管炎（シェーンライン・ヘノッホ紫斑病）など ＊腹痛、皮膚・粘膜の病変を伴うことが多い

うです。

　しかし、黒っぽい便と腹痛を伴う思春期から青年期の子どもの場合で、食事・薬の影響や便秘などが考えにくい場合には、消化管の出血を考えなければなりません。消化管のうち直腸や肛門付近など肛門に近い場所からの出血では、赤い血液の色が付着した便が出る場合が多く、肛門の亀裂や痔などがそれに該当します。逆に、消化管の上部、すなわち口から咽頭、食道や胃、十二指腸に潰瘍やポリープなど何らかの病気があって、消化管の粘膜からの出血があると、胃酸の影響で褐色に変化し、消化管を通過する間に黒っぽく変化し、便が黒く変色することがあります。表3-1の中に黒い便が出る場合と心配の度合いについてまとめましたのでご参照ください。

● **消化性潰瘍とストレス**

　食道や胃から十二指腸の粘膜の出血を起こす病気で最も考えなければならないものは消化性潰瘍ですが、その他にもクローン病（注3）という慢性炎症性腸疾患やIgA血管炎（注4）なども鑑別診断しなけ

ればならない病気といわれています。特に、消化性潰瘍である胃から十二指腸の潰瘍は、ピロリ菌（注5）という細菌との関係が強いことも解っていますが、精神的なストレスが誘因となって、潰瘍が悪化し潰瘍から出血を起こして、結果的に腹痛や黒っぽい便，時には墨汁のような便（タール便といいます）に結びついている場合もあります。

　中学や高校入試を目指す受験生では特に、寝不足や緊張、イライラ、不安などを抱えやすく、これらがストレスとなって心身が不調になりやすくなり、消化性潰瘍で出血が持続し、腹痛や黒っぽい便が出現する可能性もあります。そのような場合は、病院で医師と相談する必要があります。一般的には便中ピロリ菌抗原検査や尿素呼気試験などがあり、内視鏡検査や粘膜の組織検査をすることがあります。（竹中）

注1　ビリルビン　ヘモグロビンは赤血球の中にある主要なタンパク質の一つで身体のすみずみにまで酸素を運ぶ役割をしている。赤血球は約120日の寿命が尽きると肝臓や脾臓で壊され、この時にヘモグロビンが代謝されて黄色のビリルビンができる。これが肝臓の中でグルクロン酸という物質と結びつき、胆汁中に排泄される。

注2　ステルコビリン　腸の中に分泌された胆汁中のビリルビンが腸内細菌によって還元されてできる物質で黄褐色を呈している。

注3　クローン病　口から肛門にいたるすべての消化管に慢性炎症性の潰瘍ができる原因不明の疾患。慢性的に寛解や再発を繰り返し、今でも根治療法はなく継続的な治療が必要である。

注4　IgA血管炎　以前はシェーンライン・ヘノッホ紫斑病やアレルギー性紫斑病ともいわれていた。主に出血斑や腹痛、下血、関節炎などがみられ、時に腎臓炎を合併する。10歳以下の小児に多い疾患。IgAという免疫抗体が関係していると言われている。

注5　ピロリ菌　胃の粘膜に住み着く細菌の一種。従来は胃の内部の胃酸は強い酸であるため、細菌はいないと考えられていたが、局所的にアンモニアを産生して胃酸を中和しながら生息し、慢性胃炎や胃・十二指腸潰瘍、胃がんの発症にも深く関係していることが明らかになっている。

何度も腹痛を訴えるので病院で検査を受けたのですが、はっきりした異常がみられません。どういうことでしょうか？

機能性疾患

 頻繁に起こる腹痛には、重大な疾患が隠れていることがあり、注意が必要ですが、検査で明らかな異常がない場合、機能性胃腸障害の可能性があります。

● **急性腹痛と慢性腹痛**

腹痛はさまざまな原因で出現し、時間経過から大別すると急性腹痛（Acute abdominal pain：AAP）と慢性腹痛（Chronic abdominal pain：CAP）に分類されます。

急性腹痛は一般的に突然出現する腹痛が見られる場合を指し、その中には、すぐに外科的治療しないと生命に関わるような重篤な病気（急性腹症といいます）も含まれています。代表的な病気の中には、盲腸（急性虫垂炎）や急性腹膜炎などが該当します。一方、緊急に生命に関わることはなくても、1か月から2か月以上にわたって、繰り返される腹痛もあり、これは一般的に慢性腹痛といわれています。

● **反復性腹痛**

今から50年以上前にアプレイ（Apley）という医師が、3か月以上にわたって、日常生活に支障を来すような腹痛を3回以上繰り返す場合は、反復性腹痛（Recurrent abdominal pain：RAP）と診断しようという論文を発表しました。その後、半世紀にわたり反復性腹痛という診

断名は頻繁に使われてきましたが、論文が発表された1950年代後半は、現代のように腹痛に対する検査技術はまだ未発達で、超音波検査などもない時代でした。そのため、不十分な検査、もしくはまったく検査をすることもなく、簡単な診察だけで反復性腹痛という診断が下されていた可能性高かったのだろうと推察されます。

結果的に、その中にはあまり問題にならない腹痛から、現在でははっきり病名がつくような大きな病気がひそむ腹痛まで、さまざまな病気が含まれていたのでは、と考えられるようになっています。そこでアメリカ小児科学会では、1990年代に「RAP」という診断名にはさまざまな原因となる病気が潜んでいる可能性があるため、「その診断名は安易に使わないようにしよう」という提言がなされました。そのため、近年、欧米の論文には「RAP」という病名はあまり使われなくなっています。しかし、日本ではまだ「反復性腹痛」という診断名を使っている医師もおり、生命に関わるような器質的な病気がしっかり除外されているのであれば、反復性腹痛という疾患名を使っても特に問題はないと考えられます。

● **問診の大切さ**

検査をすることも大切ですが、検査をする前にもっと大切なことがあります。それは、腹痛を訴える子どもやその家族に対して、

① 排便の回数はどうなのか。
② 便の回数や便の性状（コロコロ、ドロドロ、水みたい、など）はどうなのか。
③ 腹痛が出現する時間帯や曜日は。
④ どんな痛みなのか。

⑤　食事と関係があるのか。
⑥　腹痛が出現するまでに何を食べたのか。
⑦　腹痛以外に症状（食欲不振や下痢、発熱、血便など）があるのか。
⑧　腹痛が出る数日前から何を食べたか（飲んだか）。
⑨　睡眠中に腹痛はあるか。
⑩　腹痛の出現と学校のイベントと関連があるか。

などの、多くの質問を子どもたちや家族に実施します。

　これを問診といいますが、待合室で診察までの待ち時間を活用して、これらの質問に回答して頂きます。これらの問診を評価した上で、子どもに対する視診、聴診、触診など、一連の診察を行うことが、最終的な診断を下すためには非常に大切であり、検査をする前に60から70パーセント以上の情報を入手できたといっても過言ではありません。

● **器質性疾患と機能性疾患**

　器質性疾患は、内臓やそれを作る組織に病理的・解剖的な異常が生じたために引き起こされる病気のことです。消化管の病気でいうと、消化管の粘膜に炎症や出血、粘膜の一部がそげ落ちた潰瘍（胃潰瘍や十二指腸潰瘍など）、粘膜の中にポリープやがん（胃がんや大腸がんなど）が発生した場合を指します。器質性疾患では外科的手術が必要になるなど、生命に関わる重篤な疾患が多く、器質性疾患を疑わせる場合は表３−２にある警告症状がみられることが多いといわれています。

　一方、機能性疾患は、症状がありそれに相応する診察や検査を行ったものの、まったく異常がみられない病気を指しています。概して多彩な症状が出現し、日常生活に支障をきたすものの、外科的治療は不要であり、命に関わる病気は少ないといえます。機能性疾患の代表例

表3−2　器質性疾患を疑わせる警告症状

臍（へそ）周囲以外の痛み、特に右上腹部・右下腹部の痛み
睡眠を妨げる痛み
体重増加不良・体重減少・成長障害
嚥下（飲み込み）困難
繰り返す嘔吐
長引く下痢・夜間の下痢
消化管の出血
発熱や関節痛
排尿障害・尿の異常
家族に消化性潰瘍や慢性炎症性腸疾患などの人がいる
顔色不良・貧血
発疹や皮下の出血
繰り返す口内炎
腹部の張り・肝臓や脾臓の腫れ・腹部の腫瘤の確認
肛門部の腫瘤や膿よう
思春期発症（二次性徴）の遅れ
症状の進行

として機能性ディスペプシア（以前は「神経性胃炎」といわれていました）や過敏性腸症候群などが該当します。これらの機能性障害は、一般的な検査では異常を認めないものの、多彩な症状を繰り返すことが多く、機能性ディスペプシアでは上腹部痛（みぞおち辺りの腹痛）や悪心・胸焼けなどを繰り返し、過敏性腸症候群では腹痛以外に下痢や便秘など便性の変化がみられます。

　外科的疾患や放置すると生命にかかわるような器質性疾患にくらべて、圧倒的に機能性疾患の頻度が高く、ご質問にあるように頻繁に腹痛を訴えて検査を受けたものの、はっきりした異常が見られないケースが多いと考えられます。（竹中）

登校前に頻繁に排便に行って遅刻したり、電車に乗っても、急な便意で途中下車してしまうのですが。

胃腸症状の心身症

「登校する」ということ自体が、ストレスになっています。「登校したくない」という気持ちや、登校しようとしても症状が出る辛さを理解してあげましょう。

● **教師は聖職者**だった

　本来、教育の場である学校とは、子どもたちにとって学習の場であるとともに、先生や仲間との交流の中での様々な体験から、結果的に子どもたちの成長を促す場であると考えられていました。筆者が小・中学生だった昭和30年から40年代は、登校することは当たり前で、子どもたちは皆勤賞（一日も欠席や遅刻をせずに登校するともらえる賞）を取りたいために、多少の風邪でも無理して登校しようという意識をもっていたと思います。

　当時は、学校の先生や学校の役割というのは先生から生徒へのトップダウン的な生徒指導、部活動や学校行事などに限定されていたと思います。もし先生に叱られても、親は学校で叱られるのは子どもが悪いと考え、「これから先生に叱られないように頑張りなさい」と言ってきました。学校の先生は聖職者であり先生の指導は絶対であり、その指導に生徒たちが頑張ってついていくという教育だったと思います。子どもを預ける家庭も子どもたちも、教師は聖職者だという意識が強い時代だったのでしょう。

● 登校はストレス？

　一方、近年は教師の教育に対する意識、家庭の学校に対する意識もまったく変わってしまいました。それは、核家族化や少子化、近隣との関係が希薄になったこと、子育てや子どもの教育についての情報が氾濫し、家族の子育てや教育についての考え方も多様化し、教師に対する意識、従来の「聖職者」であるという認識も希薄になりました。また、教師も、保護者の教育力や子育てへの価値観に違いがある中で育てられた多くの子どもたちを、就学時に一律に受け持つことになります。そのため異なった価値観の中で育てられた子どもたちへの対応だけでなく、個々の子育ての価値観を持つ家族への対応も求められ、教師の教育的役割以外の業務も増大し、多くの教師が疲弊しているのが現状です。

　学校とは、「子どもたちを教育する場ではなく、単に預かる場所であり、登校時間帯には、事故なく過ごしてもらえればそれでいい」というような発言をした校長もいます。様々な価値観がぶつかる集団の中で、子どもたちは何を信じてよいのか解らず、登校すること自体が心理・社会的ストレスとなっているのではと感じています。

● 過剰適応と失感情

　子どもたちの中には周囲に評価されたいという気持ちが強く、過剰に頑張りすぎる子がおり、これを「過剰適応」といいます。また、強い心理的ストレスがあってもそれに気づきにくい「失感情」（注1）の子どもたちも存在します。彼らは自分自身の感情に気づいてもその感情を表現することが苦手です。真面目で頑張り屋も多く、親や先生から認められたいという思いが人一倍強く、周囲に合わせて行動しようとするので、周囲からは育てやすかったといわれることも多いよう

です。

　しかし心の奥深くでは、「こんな自分は嫌だ。皆のいう通りにはしたくない、登校したくない」という気持があります。にもかかわらず、その感情に気づかない状況が蓄積されると、ストレスが身体への歪みとして、のしかかり、身体症状として現われることがあります。これが心身症といわれているものです。子どもの心身症は、「子どもの身体症状を示す病態のうち、その発症や経過に心理社会的因子が関与するすべてのものをいう。それには発達・行動上の問題や精神の症状を伴うこともある」と定義されています（2014年、日本小児心身医学会〈注2〉の定義より）。

　心身症の中には過敏性腸症候群や反復性腹痛など胃腸症状の心身症も多く、登校前に症状が出現し、何度もトイレに行くため、遅刻や欠席することも少なくありません。また、便意を急に催す子は、電車に乗ることがストレスとなるため、各駅停車にしか乗れない、通学路線の駅のトイレはすべて知っているという子もいます。

　登校したくないという気持ちを理解し、登校しようとしても症状が出る子どもの辛さに寄り添ってあげることが大切です。（竹中）

注1　失感情（アレキシシミア：alexythimia）　米国の精神科医シフオネスらによって1970年代に提唱された概念で、ギリシア語のa：非、lexis：言葉、thymos：感情からなる造語である。自分の内なる感情を認識することができにくい状態で、特に心身症と強く関連するといわれている。失感情傾向の人は自分の感情を表に出すことが苦手で、精神的ストレスを溜め込むために身体の症状が心身症として現われやすいといわれている。

注2　日本小児心身医学会　昭和58年日本小児心身医学研究会という名称で、小児科医が心身医学への理解や日常の診療の実践に役立つ技術や知識を習得するために設立された。その後、小児心身医学の臨床や研究の向上とともに一般社団法人日本小児心身医学会に発展し、小児心身症や発達障害の臨床・研究活動、その啓発や教育活動も行っている日本小児科学会の分科会の一つである。

過敏性腸症候群と言われたのですが、原因はどんなことが考えられていますか。

脳と腸の相関関係

 過敏性腸症候群の原因は明らかではありませんが、こころと身体が相互に関係し合う機能性消化管障害の代表的な一つです。

● 過敏性腸症候群

　過敏性腸症候群（Irritable bowel syndrome：IBS）は、機能性消化管障害の代表的な病気の一つです。原因として腸に炎症や出血を起こすような病気がないにもかかわらず、慢性的な腹痛が続きます。それに伴って下痢や便秘など便の状態に変化がみられたり、便回数に変化がみられる病気です。成人の10パーセント前後が罹患し、小児や思春期にもよくみられる病気です。命にかかわる病気ではありませんが、日常生活に支障をきたすことがあります。

● IBS診断の歴史

　IBSは欧米を中心に国際的に研究され、1989年にイタリアのローマで国際会議が開催され、初めてIBSガイドラインが制定されました。その後もその診断基準をもとに多くの研究がなされ、1999年にローマⅡ診断基準に改訂されました。従来の基準では成人のIBSの診断基準だけが示されていましたが、ローマⅡ診断基準では、初めて子どものIBSの診断基準が制定されました。さらに2006年のローマⅢ診断基

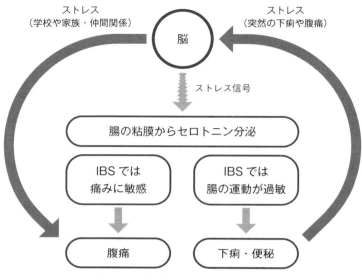

図3-1　腸脳相関図（心身相関図）

では、0歳から3歳と4歳から18歳までに分類され、初めて年齢を考慮した診断基準が作られました。

　小児IBSは2か月以上前から週に1回以上の腹部不快感（注1）または腹痛があり、排便によって症状が軽減したり、排便回数や便の形に変化を伴う疾患とされました。さらに2016年に改訂されたローマⅣ診断基準では週1回以上の腹痛とされ、腹部不快感は定義から除かれました。理由としてローマⅣ診断基準を決める時は欧米だけでなくアジアの複数の国も参加したため、腹部不快感という言葉が国によって理解が異なり定義しづらくなったためと言われています。

● IBSと心身相関

　IBSの原因は明確ではありませんが、心身相関が明確な病気とされ

ています。心理的ストレスがあると、その情報は脳を介してストレス信号（自律神経や内分泌ホルモンを介し身体の隅々に伝わる信号）として身体の組織や内臓に伝わり、様々な反応が生じます。たとえば、怖い思いをすると、汗が出る、心臓がドキドキするのもその反応です。逆に心臓のドキドキは心臓が悪いのではないかと不安を感じ、余計にドキドキして悪循環が起きるように、こころと身体は密接に関連しあっており、これを心身相関といいます。

心身相関の中でも脳と腸は特に密接に関連しており、腸脳相関ともいわれます。図3-1に示すように学校や家族・仲間関係のストレスにより脳からのストレス信号が腸に影響し、腸粘膜からセロトニン（注2）が分泌されます。そうするとIBSでは腸の運動が変化し、ちょっとした腸の刺激でも痛みを感じやすく、腹痛や下痢が生じやすくなります。

逆に、腹痛や下痢それ自体がストレスとなり、登下校や授業中に催さないかと不安が強くなり、さらに症状が悪化し日常生活に支障をきたすこともあります。（竹中）

注1　腹部不快感（abdominal discomfort）　胃腸に関連する不快な感覚の総称であり、腹部膨満感（腹部のはり）、もやもや感、すっきりしないなど様々な感覚の総称である。様々な感覚のため個人によっても表現の仕方が異なり、国によっても表現方法が異なるため、国際的診断基準ローマⅣの過敏性腸症候群の定義からはずされている。

注2　セロトニン　体内には脳、血小板、消化管にセロトニンが存在するが、約90パーセントが胃腸の粘膜細胞（腸クロム親和性細胞）内に分布している。食事やストレスによりセロトニンが大量に分泌されると、腸粘膜にある受容体（選択的セロトニン5-HT（3）受容体という）に結合し、腸の蠕動運動（食べ物を口から肛門に送り出す腸の動き）を高める。下痢型IBSでは軽い刺激でも痛みを感じやすく腹痛や下痢が生じやすくなる。最近では、セロトニン受容体拮抗薬（受容体に働き、セロトニンの働きを阻害する薬）が作られ、下痢型IBSに使われている。

過敏性腸症候群に使われる薬や生活指導について教えてください。

過敏性腸症候群

 小児向けの薬は少ないので、医師とよく相談しましょう。日常の生活リズムを整え、食生活にも注意をはらうことが大切です。

● **過敏性腸症候群と薬**

　過敏性腸症候群（IBS）の原因はまだ明確にはなっていません。そのため、病気を治癒させる特効薬はまだ開発されていません。IBSには腹痛が主症状である腹痛型、腹痛に加え下痢が主となる下痢型、便秘が中心になる便秘型など、IBSにみられる症状により薬が使い分けされています。ただ、15歳未満の子どもに適応が通っている薬は非常に少ないのが現状です。以下、IBSの薬について具体的に説明します（表3-3）。

　① 抗コリン薬

　　抗コリン薬は、自律神経の一つである副交感神経の働きを強めるアセチルコリン（注1）の働きを抑える薬です。アセチルコリンの働きが強く、腸の動きが強すぎて腹痛や下痢がある場合にそれを抑える働きをします。このため腹痛や下痢が強いIBSに処方されます。

　② ビフィズス菌・乳酸菌製剤

　　IBSでは健康な人に比べて腸内の細菌のバランスがくずれており、

表3-3 過敏性腸症候群（IBS）の薬

		一般名	商品名	注意点など
腹痛	抗コリン薬	臭化ブチルスコポラミンなど	ブスコパン	口渇・便秘・尿閉などに注意
	腸管運動調整薬	トリメブチン	セレキノン	
下痢	止痢薬	塩酸ロペラミド	ロペミン	腹部膨満感に注意
	整腸薬	ビフィズス菌、乳酸菌製剤	ビオフェルミンなど	
	腸内環境調整薬	ポリカルボフィルカルシウム	ポリフル、コロネル	高カルシウム血症や腎臓病には注意
	セロトニン拮抗薬	塩酸ラモセトロン	イリボー	強度の便秘に注意 15歳以上が適応
下痢・便秘	腸管運動調整薬	トリメブチン	セレキノン	
	腸内環境調整薬	ポリカルボフィルカルシウム	ポリフル、コロネル	高カルシウム血症や腎臓病には注意
便秘	浸透圧性下剤（緩下剤）	酸化マグネシウム ラクツロース	カマグ モニラックなど	高マグネシウム血症に注意
	刺激性下剤	ビコスルファートナトリウム	ラキソベロン	長期連用には注意

ビフィズス菌や乳酸菌などのいわゆる善玉菌が少ない傾向にあるといわれています。そのためビフィズス菌や乳酸菌の入った整腸剤も使用されます。チーズやヨーグルトにも乳酸菌が入っているため、これらの食品を多くとればよいと思われるかもしれませんが、これらは乳糖という糖質が多く含まれるため便がゆるくなります。そして腸管内で発酵してガスが多く発生するため下痢や腹部膨満感が増強することもあり、摂り過ぎは要注意です。

③ 腸管運動調整薬

　トリメブチンは腸の動きが強過ぎる時にそれを弱め、弱過ぎる時

には活発にさせる働きがあります。さらにポリカルボフィルカルシウムも腸内で水分を吸収・保持し、便の固さをほどよくして便通を整えるため、便秘型・下痢型IBSのどちらにも使えます。

④　セロトニン拮抗薬

下痢型IBSに使われる塩酸ラモセトロンは、腸の運動を強くさせるセロトニンという神経伝達物質を抑えて下痢や腹痛などの症状を改善します。発売当初、15歳以上の男性に限られていましたが、その後女性に対する効果が認められ、今では男女を問わず15歳以上の下痢型IBSに使われています。

⑤　緩下剤

便秘型IBSに対しては便を柔らかくする薬を使います。酸化マグネシウムやラクツロースなどがあり、腸の中に水分を引き寄せて便を柔らかくする緩下剤（かんげざい）や腸の動きを高める刺激性下剤が使われます。

● 食生活の改善

IBS全般について日常生活のリズムを整え、カフェインが多い飲料や、腸粘膜に刺激になる香辛料はなるべく避けます。冷えも腹痛に繋がることがあるため、腹部を冷やさないようにし、冷たすぎる飲物や、炭酸飲料などは避けましょう。

下痢型IBSに対しては脂っこい食事や牛乳、刺激物は避けましょう。

また、便秘型IBSに対しては水分摂取を心がけ、水溶性食物繊維の多い野菜やキノコ類、海草類などの摂取を勧め、排便がない時は浣腸により排便を促すこともあります。（竹中）

注1　アセチルコリン　手足や身体の筋肉、胃腸や心臓の筋肉を収縮させる運動神経の働きを高め、唾液分泌や脈拍を遅くする自律神経（副交感神経）の働きを促す神経伝達物質である。

第3章　消化器系の症状──「お腹が痛い」は病気？

 小学校5年生ですが、風邪気味の時などに急に嘔吐が始まり、点滴を受けると長くても数日で元気になります。どうしたのでしょうか。

急性嘔吐

 嘔吐は中枢神経や自律神経への刺激で誘発されます。アセトン血性嘔吐症の可能性があり、その予防には三度の食事から糖分をしっかり摂取することです。

● 嘔吐について

　そもそも嘔吐は何らかの原因によって、脳神経や自律神経を介して症状が誘発されますが、脳の延髄の「毛様体（もうようたい）」という場所にある嘔吐中枢と、第4脳室にある「化学受容器引金帯（かがくじゅようきひきがねたい）」という二つの場所で制御されています。

　嘔吐を誘発する際にこの二か所に入った入力刺激により嘔吐が誘発されることになります。入力刺激は大きく分けて4つに分類されます。

　①　大脳皮質からの入力による場合

　　大脳皮質には、目や耳・鼻、味覚などの感覚刺激情報が入り、それらの情報を処理する神経組織です。そのため、精神的、肉体的なストレスによっても嘔吐が誘発されます。たとえば、気持ちの悪い物を見た時や嫌な臭いを嗅（か）いだ時、不快な味に誘発される嘔吐がこれにあたり、激しい運動や、風邪などの体調不良時にも出現します。

　　生理的な刺激以外にも大きな脳の病気で嘔吐が誘発されることがあります。たとえば脳腫瘍や、脳圧が高くなる病気、脳血管の病気

などでも、嘔吐を繰り返すことがあります。
② 化学物質受容器引金帯からの入力の場合

これは脳の第4脳室最後野にあり、脳の中では血管が豊富にある場所で、血液や脳脊髄液中にあるホルモンや細菌毒素、薬物、アセトンなどの身体の代謝産物を検知し、その刺激が嘔吐中枢に伝えられます。そのため、細菌による脳脊髄膜炎や、後で説明するアセトン血性嘔吐症、毒物中毒による嘔吐はこの引金帯を介して起こります。
③ 前庭器官からの入力の場合

耳の中には平行感覚をつかさどる内耳や前庭神経(ぜんていしんけい)があります。健康な人でも身体の回転運動時や乗車中に、この神経が過度に刺激されて、めまいや吐き気、嘔吐が誘発されることがあります。耳鼻科的にはメニエール病や前庭神経炎があると、めまいとともに嘔吐が引き起こされます。
④ 末梢からの入力の場合

喉や心臓、肝臓、消化管、腹膜や卵巣や睾丸などの臓器に何らかの刺激が加わると、迷走神経や交感神経等の自律神経を介して、嘔吐中枢が刺激されます。急性便秘で腸の管が拡張するだけで嘔吐する場合もあります。また歯磨きなどで歯ブラシを喉に突っ込むと嘔吐が誘発されるのも舌咽神経(ぜついんしんけい)を介して嘔吐刺激が起こるためです。

● **点滴でよくなる小学生の嘔吐**

今までの説明で、嘔吐は多くの原因によって起こることが理解できたと思います。さらに、嘔吐が出現する様々な病気を想定しなければなりませんが、嘔吐を主訴に点滴をして数日で改善していることを繰り返す子どもの場合は、一番想定される病気に「アセトン血性嘔吐症」があります。この病気は、遠足や運動会後の疲労時、あるいは精神的

ストレスをきっかけに出現することもある嘔吐症で、昔は自家中毒といわれていました。風邪をひくと出現することもあり、吐き気が強く、水分もあまり摂れずに、顔色不良で腹痛を訴えることもあります。

それでは何故起こるのでしょうか。図3-2、3-3に示すように、人間の身体はエネルギー源としてブドウ糖を使い、健康な人ではブドウ糖が不足すると、筋肉のアミノ酸や脂肪のグリセロールからブドウ糖を合成する働き（糖新生系といいます）が高まります。通常ブドウ糖は鎖状に繋がった物質（グリコーゲンといいます）として肝臓などに十分に蓄えられています。しかし、もともと肝臓のグリコーゲンが少なく少食の子では、身体は栄養源として脂肪を分解してエネルギーを作ろうとします。

たとえば、内臓脂肪や皮下脂肪を燃やしてエネルギーを作る過程（β-酸化といいます）でケトン体という物質が蓄積してきます。ケトン体は酸性の物質で身体にたまりすぎると、本来、弱アルカリ性である血液が酸性に傾き、その刺激が嘔吐中枢に伝わり、嘔気や嘔吐が出現しやすくなります。

また、食事中の糖分や肝臓グリコーゲンも少ないために、血液中のブドウ糖が少なく低血糖になります。特に脳はブドウ糖のみをエネルギー源として働いていますので、脳の活動も鈍くなり、意識がもうろうとするといった低血糖症状も出現する訳です。

● **アセトン血性嘔吐症**

治療は、まずブドウ糖を補給します。ぐったりして全身状態が悪い場合はブドウ糖液の点滴や注射をしますが、脱水のある場合、塩分の補給も必要です。ブドウ糖が速やかに体内でエネルギーになるようビタミン剤が投与されることもあります。最近では、ブドウ糖に、必要

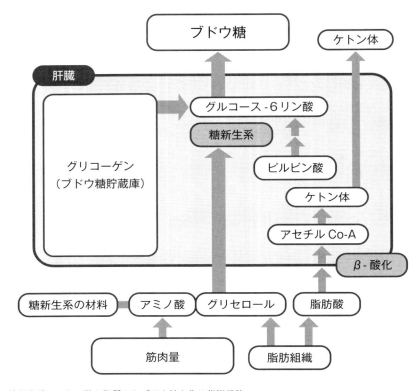

糖新生系：アミノ酸や脂質からブドウ糖を作る代謝経路。
β-酸化：脂肪酸からケトン体への代謝経路。

図3-2　健康な状態の時

な塩分加えた経口補水液が販売され、軽症から中等症ではこれを少しずつ与えることも有効であることが解っています。

　この病気を起こしやすい子どもは、元来、少食でグリコーゲンの貯蔵が少なく、精神的ストレスや風邪や過労などの身体的ストレスで吐きやすい子であることが知られています。予防としては、三度の食事

第3章 消化器系の症状——「お腹が痛い」は病気？

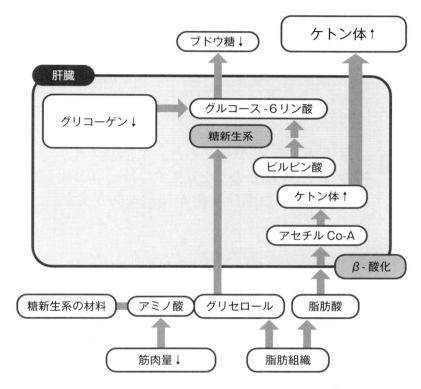

グリコーゲンの貯蔵量や筋肉量が少ない場合、糖新生系も低下し、血液中のブドウ糖が少なく、特に低血糖になりやすい。

図3-3　アセトン血性嘔吐症の時

を心がけ、特に糖分はしっかり摂取することが大切です。高脂肪食は避け、高タンパク、ビタミンの多いものをしっかり食べる事が大切です。さらに、風邪予防に手洗いやうがい、自分に適した運動などを取り入れて、精神的・身体的ストレスをためないように生活リズムを整えることも大切です。（竹中）

旅行に行ったり、環境が変わると便秘になるのはなぜですか。

環境変化と便秘

 日常生活に変化が起こると、生活リズムがくずれ、排便がうまくゆかなくなります。特に夏の旅行は要注意。こまめな水分補給が便秘を防ぎます。

● 便秘について

　そもそも便秘には、急性の一度きりの便秘（一過性便秘）と、慢性的に繰り返す便秘があり、その原因は様々です。医学的には診察によって、肛門の位置がおかしい、見張りイボ（肛門にできるポリープ）、直腸や肛門が狭くなる病気などがベースにあって便秘が続いている場合もあります。

　また排便習慣がなく、直腸内に巨大な便が滞っている病気もあり注意が必要です。ただ、普段は普通に排便があり、便の状態も問題ないものの、新しい環境や旅行中にだけ便秘が生じるような場合、一過性の急性便秘や機能性便秘症（多くは1か月以上にわたり週に2回も排便がない便秘）であることが多いと考えられます。

● 便秘になる理由

　大人と同様に、子どもでも入学・入園で環境が新しくなったり、楽しいはずの旅行先では必ずといっていいほど便秘になることがあります。なぜ環境が変わったり、旅行先で便秘になるのでしょう。

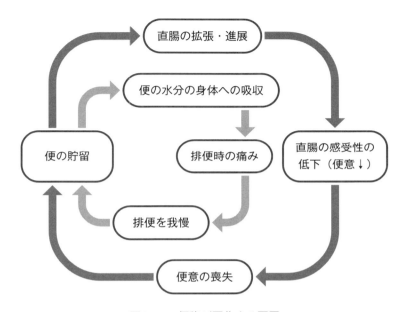

図3−4　便秘が悪化する要因
日本小児栄養消化器肝臓学会編『小児慢性機能性便秘症診療ガイドライン』（診断と治療社）より改変引用。

　旅行先や新しい環境下では、新しいものや出来事に感動、あるいは緊張し、トイレに行くことも忘れる、我慢するといったことも決して珍しくありません。
　日常生活で決まった時間帯に排便している行動が、新しい環境や非日常的な場面では、排便行動が抑えられることが多いと考えられます。特に夏場の旅行中は、活動量も増加し、汗をたくさんかくこともあると思います。
　そのような場面では、水分を適切に摂らないでいると、腸内にある便の水分も再び身体に吸収され、ますます便が固くなり便秘になるこ

とがあります。旅行では、日常の食生活とは違った食べ物を摂ることが多く、摂取量やカロリーもいつもとは違って多くなります。直腸が過度に伸展されたままで我慢すると、直腸の感受性が低下（便意の低下）して便意の喪失に繋がり、ますます便秘が悪化します（図3-4）。

● **旅行中の便秘解消法**

まず便秘の解消には水分補給をしっかりすることが大切です。こまめに水分補給をすることです。ペットボトルや水筒などを準備をしておき、外出時には少しずつ水分を摂取することを忘れないでください。

さらに食事のバランスについても大切です。どうしても、旅先ではおいしい食物、特に肉類など高脂肪なものに目がいき、野菜や海藻類などの摂取が不十分になることがあります。旅先では意識して野菜などの食物繊維を多く摂取するように心がけましょう。

● **便秘薬について**

以上のような食生活や水分摂取をしても改善しにくい場合には、子どもに合ったお薬を処方することもあります。Ｑ５でも述べましたように、我が国では一般的に、腸内に水分を引き寄せる作用（浸透圧性下剤）を持つ酸化マグネシウム（注1）やマルツエキス、腸の動きを高めるお薬（刺激性下剤）にビコスルファートナトリウム（ラキソベロン）などが使われていますので、症状が強い場合には医師に相談して服薬しましょう。（竹中）

注1　酸化マグネシウム　腸管内で、便に水分を含ませるように働いて便を柔らかくし、排便を促すため便秘薬として使われている。比較的安全な薬だが、まれに高マグネシウム血症をきたすため注意が必要である。

お腹がすぐにいっぱいになって、何回も体重を測るようになったのですが、この満腹感の原因は？

早期膨満感

 早期膨満感以外にどんな症状があるのか、詳しい診察が必要です。何度も体重を測るようなら、摂食障害を疑います。

● お腹がいっぱい

　お腹がすぐにいっぱいになる症状は「早期膨満感」といい、様々な病気の症状の一つとされています。通常は食べ物は胃から十二指腸へ排出されますが、この排出を妨げる病気があると、胃の中に食べ物が滞って少し食べただけでお腹が張って食欲が低下します。早期膨満感をきたしやすい病気は、炎症やがんなどの器質的な病気と、機能的な病気に大別されます。

　器質的な病気の中には、糖尿病に伴う胃不全麻痺、消化性潰瘍（胃潰瘍や十二指腸潰瘍）、胃食道逆流症、リンパ腫やがん（胃がんやすい臓・肝臓・胆嚢がんなど）、胃流出路閉塞（上腸間膜動脈症候群など）、肝臓や脾臓の肥大化などがあります。

　機能的な病気では機能性ディスペプシア、慢性便秘の他、精神神経疾患にはうつ病や摂食障害などがあげられます。以上のような病気を診断するためには、早期膨満感以外どのような症状があるのか、詳しい病歴の聴取や、丁寧な診察が必要となります。心配であれば病院を受診することをお勧めします。器質的な病気が疑わしければ、尿・血

液検査、さらに腹部超音波検査や腹部CT検査、上部消化管検査、胃内視鏡検査などを実施することもあります。

● **何度も体重を測る**

　早期膨満感があり、さらに何度も体重を測るようになり、身体面での器質的な病気が特に考えにくい場合には、機能的な病気や精神神経疾患の疑いが強くなります。機能的な病気の代表例として、機能性ディスペプシアがあげられます。これは食後の胃のもたれ感、早期膨満感、みぞおちの灼熱感や胸焼けなどを訴える病気です。国際的な診断基準（ローマ基準）では2か月以上前から週に1回以上症状があり、かつ検査で器質的な異常が見つからない場合にこの診断名がつけられます。

　しかしながら、何度も体重を測るということは、この病気だけでは説明がつきません。同じ行動を繰り返すようなこだわりが強く、特に食物のカロリーや自分の体重を気にし過ぎる代表例は拒食症（神経性やせ症）などの摂食障害があります。さらに、早期膨満感を訴える場合には摂食障害に上腸間膜動脈症候群という病気を合併している可能性があります。

● **摂食障害**

　摂食障害の中には、何げないダイエットや、過度に体重制限が必要なスポーツでの減量を契機に、体重が増える恐怖感が強くなって食事を摂ることができなくなる拒食症があります。また、過度の食事や嘔吐を繰り返し食事の量をコントロールできなくなる過食症（「神経性過食症」が代表例です）もあります。両者とも発病すると、こころと身体に大きな影響をおよぼします。

ご質問のように早期膨満感があって体重を何度も測る場合には、自分の体重にこだわって、食事をしようとせずに、どんどんやせていく拒食症は否定できません。拒食症は10歳から20歳代の女性に多く、もともと几帳面で良い子であり、自分を認めてもらいたい気持ちも強いため、もっとやせて認めてもらいたいと過度な運動や食事制限をして、どんどんやせていきます。

自分は病気と思っていないことも多いため、「食べなさい」の一言だけでは自分を否定されたと感じ、ますます悪化しやすくなりますので、「体調が悪そうなので受診しよう」と勧めてください。そして、摂食障害の治療に精通した医師や病院を受診することが大切です。

● **上腸間膜動脈症候群**

「上腸間膜動脈症候群」には急性と慢性のものがあり、急性のものは血管が詰まって胃腸に分布する血液の流れが悪くなり、突然、腹部に激痛がみられ、腹膜炎を呈するような重篤で緊急性を要する病気です。そのため、ご質問の内容には該当しないと考えられます。一方、慢性のものは上腸間膜動脈が、十二指腸を前面から圧迫して、胃から十二指腸への食物の流れが停滞して腸閉塞の症状が出現しやすくなります（図3－5）。

症状は、食後の早期膨満感や嘔吐、腹部の鈍痛などがみられ、仰向けになると症状が強くなりやすく、腹ばいや左を下にして横向けに寝れば圧迫が弱まって症状が軽くなります。図3－5に示すようにこの場所は通常、脂肪組織がクッションの役割をして腸の圧迫を和らげて、食物の通過をスムーズにしています。しかし脂肪組織が減るとクッションの働きが弱くなり、十二指腸が前後の血管から締めつけられて、症状が起こりやすくなります。クッションになる組織は脂肪などでで

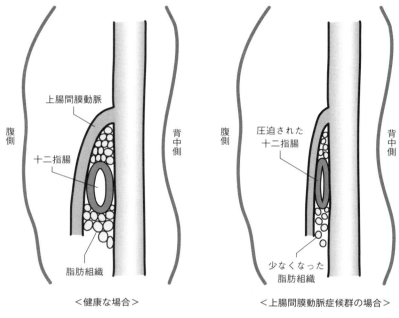

図3-5　上腸間膜動脈症候群

きていますが、これが少なくなる原因として、身体の栄養が不足するような拒食症などの摂食障害があげられます。

　摂食障害とこの病気は関連していることが多いといわれています。診断には腹部CTや腹部超音波検査が有効で、治療には少しずつ食事回数を多くして、ゆっくり食べ、ベルトなどの腹部の締め付けにも注意します。さらに、拒食症との合併では、体重へのこだわりも強く何度も体重測定をしたりしますので、ご質問のような場合はこのような病気を考えて医師に相談しましょう。（竹中）

第3章 消化器系の症状——「お腹が痛い」は病気？

 胃・十二指腸潰瘍や胃がんの原因としてピロリ菌が陽性と診断されましたが、心理的なものと関係しているのでしょうか。

ピロリ菌と心理的要因

 こころや身体にストレスが加わると、ピロリ菌感染のある場合、胃・十二指腸潰瘍が起こる率は高くなります。ストレスをため込まないようにしましょう。

● ピロリ菌とは

　ピロリ菌は、胃から十二指腸に近い幽門（pylorus）という場所の胃粘膜に感染することからピロリ（pylori）菌と名付けられた細菌です。胃の中の強い酸（胃酸）のもとではほとんどの細菌は生きることができませんが、ピロリ菌はウレアーゼという酵素をもっており、胃の粘膜にある尿素を分解してアンモニアを産生し、これが周りの胃酸を中和して生息することができます。

　幼少期に感染し、その後も長い期間感染し続けることで、慢性の炎症が起きますが、ほとんどの人は症状なく経過します。しかし慢性の炎症が続くと、胃の粘膜にある粘液や胃酸を分泌する細胞や組織が減少し、結果として胃粘膜自体が薄くなる萎縮性胃炎となり、その２から３パーセントの人は胃潰瘍や十二指腸潰瘍を合併し、さらに０.４パーセント程度の人に胃がんが発生すると言われています。

● 診断方法

　内視鏡を用いる診断方法と、内視鏡を用いず身体にあまり負担のか

からない診断方法に分類されます。内視鏡を用いる方法の中には、粘膜組織のピロリ菌が産生するアンモニアと試薬（フェノールレッドなど）との反応でピロリ菌の存在を確認する迅速ウレアーゼ試験や、粘膜組織を採取して調べる病理検査や特殊な培養液でピロリ菌を培養する方法があります。

内視鏡を用いない方法には尿素呼気試験、血液や尿の中のピロリ菌に対する抗体検査、便の中のピロリ菌の検査などがあります。尿素呼気試験は、安定した非放射性同位元素^{13}Cで標識された尿素が、ピロリ菌のウレアーゼによってアンモニアと標識二酸化炭素$^{13}CO_2$に分解されることを利用し、呼気の中に$^{13}CO_2$が出ているかどうかを測定して判定します。どの方法を選択するかについてはかかりつけの医師に相談しましょう。

● **心理的要因**

胃や十二指腸の働きは自律神経によってコントロールされていますが、粘膜を攻撃する要因（胃酸、ペプシン）と粘膜を防御する要因（粘液、アルカリ分泌、粘膜の血流など）のバランスが崩れることにより発症します。

生理痛や頭痛で使われる非ステロイド系鎮痛薬（NSAIDs）や血栓を予防する低用量アスピリンの内服もピロリ菌感染と同じくらい大きな原因とされています。さらに心理的要因として大きな身体的ストレスや精神的ストレスが身体に加わると、自律神経のバランスが崩れ、粘膜の血流が悪くなり、潰瘍が出現する可能性が高くなります。特にピロリ菌感染のある場合は胃・十二指腸潰瘍が起こりやすいといわれています（図3-6）。

第3章 消化器系の症状――「お腹が痛い」は病気？

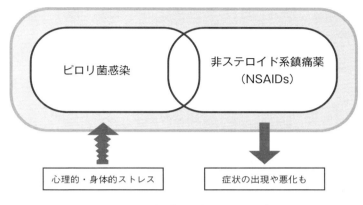

図3-6 消化性潰瘍（胃・十二指腸潰瘍）の発現

● **治療**について

治療にあたっては粘膜を攻撃する要因を抑え、防御する要因を強化することが基本になります。非ステロイド系鎮痛薬やアスピリンを使用しているならそれを中止します。出血性潰瘍なら内視鏡的な止血術や外科的治療が必要になることもあります。さらに、ピロリ菌感染が明らかであればプロトンポンプ阻害薬（胃酸の分泌を強力に抑える薬）や抗菌薬を使ったピロリ菌の除菌療法を行います。

● **予防**について

一日3食の食事のバランスには気をつけ、特に胃酸が多く出過ぎるような脂肪分の多い食事などは摂り過ぎないことが大切です。さらに香辛料の多い食事やカフェインの多い飲物も胃酸の過多に繋がるため摂り過ぎに注意しましょう。過度な精神的ストレスや身体的ストレスも胃や十二指腸の粘膜の血流を悪くし、潰瘍の再発や悪化に繋がるため、ストレスをため込まない日常生活が大切です。（竹中）

第4章

神経系の症状

――"痛い"を考える

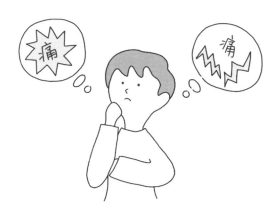

子どもが片頭痛に悩まされています。片頭痛の原因、治療法、対応の仕方を教えてください。

片頭痛の原因は？

 片頭痛は何らかの要因によって頭の血管に炎症に似た状態が起こり、それが痛みとして感じられると考えられています。

● **片頭痛前兆のメカニズム**

　頭が痛いという症状は、古くは紀元前1500年前のエジプトのパピルスに記載があると言われています。それほど古くから人の症状としてあり、今でも「頭が痛い」という人をよく見聞きします。ですがそのメカニズムは未だに完全には解っていないのです。

　頭痛の中でも有名な「チカチカ」する光が見えて、その後「ズキンズキン」痛む片頭痛(へんずつう)を中心に現在研究がなされています。今までに解ってきたことを簡単に述べてみます。

　まずチカチカと光るものが見えたり、見にくくなったりなど、片頭痛の前に起こる何らかの前触れを「前兆」と呼びます。この前兆は脳のある部分に十分な血液が送られなくなることが関係しているといわれています。どのようなメカニズムでこのような血流低下が起こるのかはよく解っていません。

● **片頭痛のメカニズム**

　片頭痛にはこのような前兆があってから頭痛になるタイプと、前兆

第4章 神経系の症状——"痛い"を考える

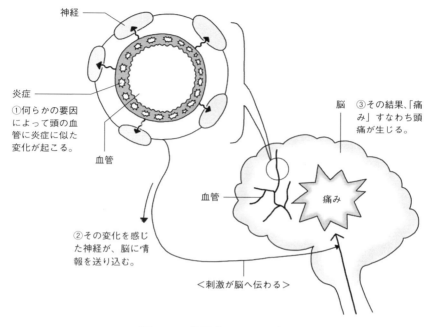

図4-1 片頭痛のメカニズム
『小児の頭痛 診かた治しかた』（中山書店）より改変引用。

はなく頭痛だけのタイプがあります。頭痛そのものは、何らかの要因によって頭の血管に炎症に似た変化が起こるためと考えられています。その変化の刺激が血管と連絡している神経を通じて脳に送られ頭痛として感じられると考えられています。炎症に似た状態を感知した神経はそれ自体が過敏になり、通常の血管拍動ですら痛みと感じるようになります。このせいでいわゆる脈拍に一致した「ズキンズキン」や「ガンガン」と表現される痛みを感じるようになると考えられています。この刺激が脳に伝わり身体の色々な所に影響を与え、吐き気がしたり、まぶしく感じたりといった頭痛以外の症状も引き起こすのです。

● **頭痛を起こしやすい体質とその要因**

　最初の要因は人によって異なります。ある人にとっては睡眠不足であったり、ある人にとっては疲労であったり、ある人にとっては低気圧であったりします。これらの要因がどのように頭痛を引き起こすかはよく解っていません。また、頭痛を起こしやすい体質というものもあるようです。片頭痛の子どもを診察すると、その親御さんも同じような頭痛を持っていると話される場面によく遭遇します。一般に頭痛を訴える人の家系3世代ぐらいを調べると、他にも何人かの頭痛持ちの人がいることが多いといわれています。

　まとめると体質的に頭痛になりやすい人がいて、その人に何らかの要因が加わって頭痛が生じると考えられています。

　先ほどあげました睡眠不足のように何が要因なのかはある程度推測できる場合があります。たとえば、「試験勉強であまり寝てない状態が続いた後で頭痛になった」という場合であれば、睡眠不足や疲労、肩こりなどが要因となった可能性が考えられます。そのようなことが何度もあれば、それらが要因である可能性は高いでしょう。しかし何も要因が思いつかないという人もいますし、思いつく要因がたくさんある人もいます。

　このように、頭痛の要因は人によって解る場合もあるのですが、それらの要因がどのように頭痛を引き起こすのか、そのメカニズムは今の医学をもってしてもはっきりとは解らないのです。

● **片頭痛とストレス**

　頭痛の要因としては表4-1のようなものが代表的です。そのなかのストレスについて考えてみましょう。

　ストレスという言葉は現在では頻繁に使用され、使われる文脈に

表4−1　片頭痛と関連のある要因

[食品]	[月経]	[ライフスタイル]	[環境因子]
アルコール飲料	血中エストロゲン濃度	ストレスや精神的緊張	天候の変化
赤ワイン		食事を抜く	明るい光、焔や光の点滅などの視覚刺激
チョコレート		睡眠不足、睡眠過剰	運動
乳製品（チーズ）		疲労	高地（標高）
柑橘類			ヘディング（ボールなど）
揚げ物			

＊食べ物や天候など色々なものが片頭痛と関連があるといわれている。ただ人によって異なる。
『頭痛のすべて』（中山書店）より改変引用。

よってまた使う人によってその意味は様々ですが、ここでは「その人にとって、精神的にちょっとしんどい印象を与えるものや出来事」という意味にしておきます。

片頭痛は「ズキンズキン」とした拍動性の痛みで、痛みの程度は寝込む程の強さであることが特徴です。何らかの要因が引き金となって頭の血管に炎症に似た変化が生じ、それが脳に伝わり頭痛と感じると考えられているのですが、その要因としてストレスが引き金になる場合もあるでしょう。

また同じように頭痛が起こっていても、一人で不安な時、たとえば一人で留守番をしている夜とかであれば痛みをより強く感じるでしょうし、家族がいて安心している時であれば痛みもましに感じるでしょう。つまりストレスは片頭痛の始まりに関与している可能性がありますし、頭痛が始まった後の、その痛みをどのように感じるのかにも影響を与えている可能性があります。

それではストレスをなくすことはできるでしょうか。それはとても

難しいと思います。たとえば学校の先生が「明日算数のテストをします」と言ったとします。「ああ、どうしよう、算数苦手だし、お母さんは悪い点とったら怒るし…」と考える子どももいるでしょうし、「あ、そう」と気にしない子どももいるでしょう。このようにストレスは外にある訳ではなく、それをその人がどう感じるかに関わっています。どう感じるかはその人の性格や家庭の雰囲気なども関連があるのです。同じ出来事であってもストレスと感じる人もいれば、そうでない人もいるのです。ですので、一概にストレスをなくそうといっても、簡単にはできません。

今のところ片頭痛は体質と同様で一生頭痛が起こらないようにすることはできません。その人なりにその頭痛と上手につきあう方法を考える必要があります。

● 痛み止めを使う

一生頭痛が起こらないようにする方法はありませんが、頭痛が起こった場合に、その痛みを和らげる薬や方法はあります。薬を使う方法と薬によらない方法の二つに分けてお話しします。

薬としては、一番よく使われるのは痛み止めです。子どもが発熱した時に使う解熱鎮痛剤を使用します。片頭痛は頭の血管に炎症と似た変化が生じることから起こると考えられていますから、発熱の時に使う薬が頭痛も和らげるのです。医師が処方するものもありますし、薬局で売っているものもあります。

痛みがひどい時には吐き気がして、薬を飲むことができない場合もあります。そんな時にはお尻から入れる座薬の解熱鎮痛剤があります。また吐き気がするので吐き気止めを使用する場合もあります。その子の状態にあわせて、どの薬をどのタイミングで使うか試行錯誤を重ね

る必要があります。成長するにつれて、自分に一番合うやり方を身につけていくものです。

● **薬によらない方法**

　薬によらない方法で一番簡単で効果的な方法は眠ることです。片頭痛は多くの場合、眠ることで改善します。その他にこめかみを押さえたり、頭のマッサージや、肩もみ、頭を温めたり、冷やしたり等々、子どもによって、頭痛であっても楽に過ごせる方法が色々あります。親子でぜひさがしてみてください。

　はっきりとこれが要因だと解っているもので、避けることが無理なくできるのであれば、それは避けましょう。ただし、これには親側の希望が込められる場合が多いので注意が必要です。

　たとえば、ゲームをしていて，頭痛になったとしましょう。親としてはゲームをやめさせたいので、「頭痛になるからゲームは中止」と子どもに言います。ですが、子どもは「この前は頭痛になったけど、それまでは大丈夫だった」と反論してくるでしょう。

　親子両者が納得する約束でなければ、実行できません。「疲れている日は、短めにゲームは切り上げようね」ぐらいであれば、両者納得するのではないでしょうか。何かを禁止するということは、なかなか難しいことです。何が要因かは必ずしも明確にはできないこともあります。「これをすれば必ず頭痛になる」というほど明確なもの以外は、両者が納得する妥協点を見いだすようにして、毎日の生活がお互いに楽しいものであり続けるように考えてください。

　勉強が心配で、学校を休むことに過敏な親御さんもおられます。毎日学校に登校するということは尊いことですが、風邪を引いたり、体調をくずして学校を休むことは別に悪いことではありません。人間も

表4－2　片頭痛の治療薬

1	アセトアミノフェン（カロナール）	アセトアミノフェンは鎮痛薬として、イブプロフェンは急性上気道炎の解熱・鎮痛薬として、小児で保険適用となっている。4～15歳の片頭痛の小児88例を対象とした無作為二重盲検プラセボ対照交差試験で、両剤とも効果ありと評価されている。参考投与量はアセトアミノフェン：10mg／回／kg、イブプロフェン：5mg／回／kg	
2	イブプロフェン（ブルフェン）		
3	スマトリプタン（イミグラン）	点鼻薬	12歳～17歳の738症例で、プラセボ対照群との比較において有効性が報告されている。使用量は20mgで検討された。
		内服薬	8歳～16歳の23症例で、プラセボ対照群との比較において、統計学的に有効性は示されていない。投与量は8歳～12歳（体表面積で0.75～1.5㎡）には50mg、12歳以上では100mgを使用した。
		皮下注射	対照群をおかない検討であるが、6歳～18歳の50症例（投与量はmg／kg）で80％に改善がみられ、副作用として、胸部・頸部の圧迫感が80％の患児で報告されている。
4	ゾルミトリプタン（ゾーミック）	6歳～18歳の32症例で、プラセボ対照群との比較において、ゾルミトリプタン2.5mg内服群では、頭痛改善率が有意に高かったと報告されている。	
5	エレトリプタン（レルパックス）	12歳～17歳の267症例で、プラセボ対照群との比較において、2時間後の頭痛改善率はプラセボ対照群、エレトリプタン内服群ともに57％であった。投与量は40mgであった。	
6	リザトリプタン（マクサルト）	6歳～17歳の96症例で、プラセボ対照群との比較において、有効性が報告されている。投与量は40kg未満では5mg、それ以上では10mgであった。プロプラノロールとの併用は禁忌である。	
7	ナラトリプタン（アマージ）	ナラトリプタン単独での小児の報告はみつからなかった（2017年11月）。	

　表の1と2は日本で小児にも使用されている。3から7は「小児片頭痛」の保険適用となっていない。大人のみに使用。ただ今後、子どもにも安全に使えるよう検討が進んでいる。3から7の薬の説明は海外の報告による。（　　）内は商品名。
　「小児の片頭痛治療」『小児科診療』（診断と治療社）2013年8月号より。一部改変引用。

生き物ですから疲れたり風邪を引いたりすることは、ある意味仕方がないことです。片頭痛の場合、1日休めば十分でしょうから、しんどい時は無理せずに休ませてあげてください。1日休んだ分の勉強をどうするかを学ぶことも子どもにとっては勉強です。解らない所を友達に聞く、先生に聞く、ノートを借りる等々、どのようにお願いするかは人間関係の練習になります。逆に友達が休んだときは、今度は勉強を教えてあげましょう。

● **痛み止め・予防薬**

2017年11月現在、大人用（一般には15歳以上が対象）に片頭痛専用の痛み止めや予防薬があります。なぜこれらの薬が子どもで使用されないかというと、これらの薬は大人で有効であると評価された薬なのですが、子どもでははっきりと有効性が示されない場合があるからです。子どもは表現が稚拙なため、正確な評価がなされていないためかもしれません。

また子どもに使用する場合、どの程度の量を使用すればよいかということも検討しなければなりません。そのためには多数の子どもを対象にした臨床試験を行い、血液検査をして薬の濃さなどを調べる必要があります。その実施がなかなか困難なため、安全性、適量の検討が十分にはなされていないのが現状です（表4－2の3から7の右側のコメントは、いずれも海外での報告です）。（白石）

緊張型頭痛とはどういうものですか。その原因、治療法、対応の仕方を教えてください。

つかみ所のない頭痛

 筋肉の緊張が要因で起こる頭痛と考えられています。「こころの問題」が要因となり、対応が難しくなる場合があります。

● 症状の乏しい頭痛

　緊張型頭痛は、片頭痛のような特徴的な症状に乏（とぼ）しく痛みの強さもそれほど強くなく症状も締め付けられるような、重たいような……とつかみ所のない頭痛で、もしかしたら色々なタイプの頭痛が混ざっているのかもしれません。そのため片頭痛に比べると研究が難しくその頭痛のメカニズムもよく解っていないのが現状です。

　緊張型頭痛を持つ人は肩こりを訴える方が多いといわれています。実際に診察時に肩や首を押すと痛みを強く感じる方が多くいます。これらのことから、頭、首、肩、背中にかけての筋肉が緊張しているのではと考えられています。筋肉が緊張すると血の巡りが悪くなり不要な物質がたまります。このような蓄積した不要物質と筋の緊張が、筋肉と連絡している神経を刺激し、脳に痛みとして伝えられると考えられています。

　また筋肉と連絡している神経自体が痛みに敏感になっているのではないかとも考えられています。さらに、痛みを感じた脳は、痛みを感じにくくする指令を出します。痛みに慣れるという経験は皆さんある

第4章　神経系の症状――"痛い"を考える

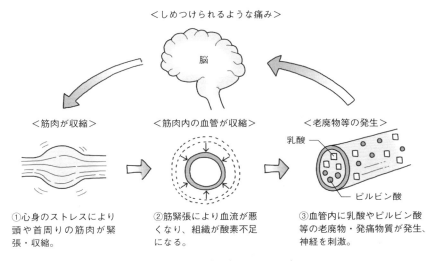

図4-2　緊張型頭痛のメカニズム

と思いますがそれはこのためです。しかし緊張型頭痛の方には、この痛みを感じにくくする脳からの指令が弱いようです。そのため痛みを感じている筋肉はさらに緊張し、さらに痛みを感じるという悪循環に陥っているのではないかと考えられています。

● 肩こりとストレス

　小児科医の間では緊張型頭痛はストレスと関係が深いと考えられています。なぜかというと、不登校状態の子どもが訴える頭痛には緊張型頭痛が多いからです。不登校状態の子どもはおそらく他の子どもよりはストレスを感じているでしょうから、ストレスと緊張型頭痛は関係があると考える小児科医が多いのです。

　しかしストレスというのはとても曖昧な言葉です。ある事柄がある子どもにはストレスと感じることもあるでしょうが、同じ事柄が他の

97

子どもにはどうってことないと感じることもあります。確かに大人は「あの上司の言い方がきつくて、ストレスだ」などとはっきりストレスの対象を認識し表現できますが、「○×がストレスなのだ」と明確に感じて表現できる子どもは少ないと思います。緊張型頭痛とストレスは関係あると考えられてはいるのですが、根掘り葉掘り子どもに聞いても、子ども自身は何がストレスなのかをはっきりと認識できていないので、ストレスの原因を突き止めることができない場合がほとんどです。

　そんな訳で、子どもにストレスがあるという状態を客観的に確認することが難しく、本当のところはストレスと緊張型頭痛は関係があるのかないのかはよく解らないというのが一番正確な答でしょう。

　しかし人間は原因が解らないと不安を感じる生き物です。子どもが頭痛を訴えているのにその原因が解らないという状態は親としては不安を感じます。学校でいじめがあってそれが嫌で頭痛が起こるのだと考えるとおさまりどころが良い訳です。しかし子ども自身に「いじめがあるの？」と聞いても「ない」と答えます。「何かいやなことがあるの？」と聞いても「別に」と答えるでしょう。そうなると親は余計に心配になってしまいます。

　そんな時「ストレス」という言葉は便利です。「ストレスがあってそれが原因で頭痛になるのだ」と思った方が不安は少ないのです。そんな訳で、もしかしたら「ストレス」という言葉は原因が解らないがそれでは不安なので、「ストレス」が原因と考えて落ち着くために使われていることが多いのかもしれません。

　緊張型頭痛は一般にまじめな良い子であろうと努力する子どもに多いと言われます。いつも緊張をしいられているので、頭、首、肩などの筋肉が緊張して頭痛が起こると考えられています。

● その子が人生の主人公

　朝には頭痛があるから休むと言うけれど、昼頃からは元気そうで、「この程度の頭痛で学校休むなんて」と考えて、イライラしてくるという親御さんもおられると思います。そんな時、「頭痛」と「学校へ行くか行かない」は別問題と考えてみてください。たとえば、運動会のリレー選手に選ばれて毎日練習している子を想像してみてください。運動会の朝、喉が痛く、咳も出ます、風邪を引いたようです。その子はどうするでしょうか。「風邪引いているけど、運動会は行く、リレーに出たい」と言って学校へ行くのではないでしょうか。

　つまり、「風邪を引いているので学校を休む」という選択肢もあるし、「風邪を引いているけれど学校へ行く」という選択肢も子どもにはあるのです。風邪を引いているということと学校へ行くか行かないかは別の問題であって、学校へ行くか行かないかは風邪が決めるのではなく、子ども自身が決めることなのです。

　子どもが「頭痛があって学校へ行かない」という選択肢を選んだのであれば、子どもの人生の主人公として自分で選択した訳ですから、それはそれで、尊重してあげましょう。その代わり、勉強が遅れる等の不利益は自分で引き受けなくてはなりません。

　子どもが「頭痛があるから学校へ行けない」というと、親も医療者もなんとかしてその子の頭痛をなくしたいと考えます。色々な薬を試したり、民間療法を試したり。そうこうしている間にその子が人生の主人公ということを忘れ、頭痛がその子の人生の主人公のように思ってしまいます。頭痛が学校へ行くかどうかを決めているのではありません。その子自身が決めているのです。

　その頭痛が緊急を要するもの、たとえば脳にできもの（脳腫瘍といいます）ができているのであれば治療を急ぐ必要があります。そうで

はなく緊張型頭痛であれば治療を急ぐ必要はありません。その頭痛自体で大慌てする必要はないのです。頭痛が続くということは子どもに休憩が必要だということです。親には解らないところで子どもは色々と無理しているのかもしれません。子どもがどんな感情をもっているのか、どんな考えをしているのか、どうしたいと思っているのか、たくさん話してくれるように関わり方を工夫してみてください。

● 「痛み止め」使用は最小限に

　治療には片頭痛同様に痛み止めを使うことが多いです。緊張型頭痛は片頭痛に比べると頭痛の改善率は低いと言われています。痛みの強度もそれほど強くなく、頭痛の性状もはっきりしない場合が多いので、効果が解りにくいということもあるのでしょう。

　また緊張型頭痛の場合、痛みを感じやすくなっており、ちょっとした痛みでも痛み止めの薬を使うようになってしまう危険があります。痛み止めの薬をたくさん使用すると、さらに痛みを感じやすくなり、以前よりもましな痛みでも痛み止めを使用するようになってしまうのです。この状態を薬物乱用頭痛といいます。ですので緊張型頭痛の場合には痛み止めの使用回数を1日何回、週に何回と決めておくことが大切です。

● 日常生活のリズム

　薬の効果はそれほど高くないので、まずは日常生活のリズムを整えましょう。朝起きて夜は眠るというのはすべての健康の基本です。人の身体はそのようなリズムにそって生活するように作られているのです。昼夜逆転した生活を送ったり、夜遅くまでゲームをすると、この生活のリズムが乱れてしまいます。このリズムが乱れている状態では

第4章　神経系の症状——"痛い"を考える

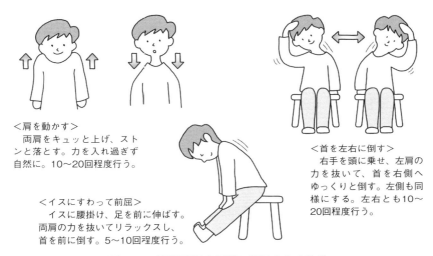

図4−3　緊張型頭痛解消に効果のある体操
『ママ、頭が痛いよ！』（ワンツーマガジン社）より改変引用。

身体は元気になりません。頭痛を治すのであれば、まずすべきことは生活のリズムを整えることです。

　机と椅子の高さが適切かも見てあげてください。首の後ろが緊張するほど首を下に傾ける姿勢では肩こりや首の疲れが出やすく、それが頭痛の要因になっているかもしれません。図4−3のような簡単な体操、肩もみ、マッサージ、鍼灸などが効果的な場合もあります。

　親も子も元気になりたいと思い、同じ目標に向かっているなら協力できるはずです。協力できるはずの親子がなぜか言い合いをしている場合があります。親に子どもが元気になればと思い、子は元気になりたいと思い、なのになぜケンカになってしまうのでしょうか。おそらく、ちょっとした親子間のやりとりに問題があるのかもしれません。自分たちで上手く協力できないようでしたら、専門家に相談されるのがいいかもしれません。（白石）

てんかん治療をしてきて安定していたのですが、最近発作が増えてきて、「心因性のものかな」と言われました。

真のてんかんと「偽発作」

真のてんかん発作とは異なる「偽発作」というものがあります。偽発作は判断が難しいので、納得するまで担当医と話し合いましょう。

● 偽発作

　このようなことは、てんかんの治療においてはよくあります。典型的なてんかん発作と紛らわしい「偽発作」があり、その見分けが問題になるのです。「偽発作」とは真のてんかん発作ではありません。真のてんかん発作では図4-4のように発作時に脳は異常な興奮状態となり脳波検査で異常な活動がみられます。「偽発作」ではそのような病的な異常な活動は、脳波検査ではみられません。

　てんかん治療に経験を積んでいる医師であれば、経験から症状を詳しく聞くと区別がつきます。ですので、医師が「心因性のものかな」と言う場合、それは「てんかん発作ではなさそうだ」ということです。そう言われたときは次の二つのことを考えてください。

　一つめは「てんかんがひどくなった訳ではない」と考えて、まずは安心してください。

　二つめは「すぐに薬を増やしたり変えたりする必要はない」と考えて、落ち着いてゆっくり考えようと思ってください。

　なぜ、このようなことが起こるのでしょうか。そのメカニズムはよ

第4章 神経系の症状――"痛い"を考える

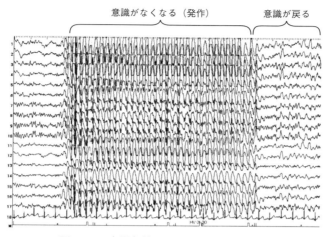

図4-4 小児欠神てんかんの発作時脳波
　欠神てんかんの発作では、外から見ると一瞬動きが止まって見え、本人はその間意識がない。脳波では激しく高い波が全体に見られるが、発作が治まると、普段通りに受け答えができるようになる。脳波も平坦な波に戻る。
　『小児てんかんの最新医療』（中山書店）より改変引用。

く解っていません。一つの仮説として次のような考え方があります。
　子どもは今までの経験で、自分に発作があれば親はどうするかを無意識に学んでいます。つまり自分に発作があれば、多くの場合、親が自分に関心を向けるということを学んでいるのです。その子どもが日常生活で思うように親の関心を集められない時、「親の関心がもっとほしいな」と思っていると、無意識にいつもの発作に似た症状が起こってしまうというものです。ただこれはあくまでも仮説です。

● **親が落ち着くこと**
　ここで大切なことは、子どもはわざとやっているのではないということです。子どもが意図的に「発作を起こそう」と思っている訳ではないのです。無意識的に生じる訳ですから、子どもにも訳が解らない

103

のです。

　真のてんかん発作と「偽発作」との見分け方は大変難しいのですが、てんかんの診療に慣れている医師であれば、ある程度症状の話を聞くことで推測はできます。

　多くの場合、真のてんかん発作はいつも同じ部分が同じように動くものです。右手がガクガクと震える発作の子は、発作が起こればいつもそのようになります。もしその子に、ある時は左手が、ある時は右足がガクガクするといった発作が起こったなら、これは「偽発作」である可能性が高いのです。

　とはいっても、親御さんからみると、どれも「異常な動き」に見えてしまうと思います。心配になってなかなか医師の話すことが頭に入らないと思います。

　「心因性のものかな」と言える医師はある意味とてもよく解っている医師だと思います。最初に書きましたように、まずはその医師を信頼し、安心してゆっくりと心を落ち着けてください。子どもは親のことをよく見ています。親が不安になっているとそれは子どもにも伝わります。「偽発作」の場合、本人が不安になるとその症状は増強されることがあります。そう言う意味でも、まずは親が納得して落ち着くことが大切です。違う医師の意見を聞くのも一つの方法です。

　納得できたら、あせらず、ゆっくりどう関わっていくかを専門家と一緒に考えてみてください。（白石）

第4章　神経系の症状──"痛い"を考える

学校の視力検査で視力低下を指摘されたのですが、眼科では異常がないようです。どういうことなのでしょうか。

視力と脳

学校と眼科では検査の内容が異なります。学校の検査は「自覚的に見えるかどうか」の検査です。眼科の検査では、もう少し客観的な評価が行われます。

● 視力検査の違い

　学校での視力検査に実際に見えているかどうかを自分で答える検査です。見えているはずだけど自分としては見えない、見えにくいと感じることがあります。そういう場合に、この検査では「視力が低下している」と評価されます。

　眼科での詳しい検査では、見るのに必要な機能に大きな問題がないかを診ます。病院によって行う検査は様々ですが、たとえば図4－5にあげた「視覚誘発電位」という検査はその一つです。これは光を眼に当てると脳に見えたという脳波活動の変化が起こります。それを拡大したものです。この検査で正常な反応があれば、眼は見えているはずなのです。でも、自覚的には見えない、見えにくいということがあるのです。

● 見えているのに見えない

　見えているものの中でどれに注目するか、注目したものが「何である」と認識するかなどは、人によって異なります。これは単に見えて

105

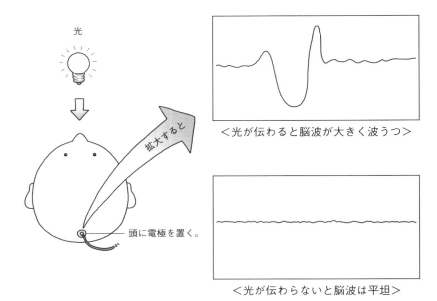

図4-5 視覚誘発電位検査
　この検査ではまず眼に光を当てる。見えている場合はその刺激は脳の後の方に伝えられ、脳の活動に変化が生じる。その変化を拡大したものが右側の図。この検査で正常な変化がみられたら見えていると考える。

いるという段階からさらにその人の好みや関心の違いによって、脳のいろんな所が関連してある部分に注目し、それを「何である」と認識する訳です。視覚誘発電位の検査では光の刺激が脳まで伝わったということは解るのですが、そこから先の何に注目して、それが「何である」と認識するかまでは解らないのです。

　見えているはずなのに、見えない、見えにくいと感じる子どもというのは、単に見えるという段階よりも、さらにたくさんの脳の部分が関連して認識するところの問題であると考えられています。

● **関心のある部分を見る**

　そのメカニズムはまだ詳しくは解っていませんが、こんなふうに考えると解りやすいかもしれません。見える機能も脳自体にも異常はないのです。そして見えているものに関心がないとします。すると見えているものの中のどれかに注目しようとせず、それが何かとも考えません。そのような時、見えているのに見えていないと感じる訳です。「それはやっぱり病気ではないか」と思われるかもしれませんが、実はこれは誰にでもあるのです。

　こんな経験はないでしょうか。友人と二人で同じ風景を見ているとしてください。友人が「あそこきれいだね」と指差しました。ですがあなたにはまったく見えていませんでした。「どこどこ？」と尋ねて、友人が言っている方を見てやっとその場所が見えるようになった、そういう経験はないでしょうか。おそらく日常的にこのようなことは経験されているでしょう。このように、人は何気なく全部を見ているのではなく、関心のある部分しか見ていないです。

　眼科の検査で異常がないということは、眼に大きな病気がある可能性は低いということです。まずその点は安心してください。

　このようなことは子どもにはよくあります。この場合、子どもは嘘をついているのではありません。あくまでも本人の脳は「見えない、見えにくい」と感じているのです。そういう子どもは、今は「はっきり物が見える自分」でありたくないのかもしれません。まずは子どもの話に耳を傾けてください。（白石）

学校の聴力検査で聴力障害を指摘されましたが、耳鼻科では異常がないようです。どのような検査をしたのでしょうか。

聴力と脳

 耳鼻科では、「聴覚誘発電位検査」を行う場合が多くあります。音が伝わる経路に問題があれば、聴力障害が起こります。

● 緊張すると聞こえなくなる

　学校での聴力検査は実際に聞こえているかどうかを自分で答える検査です。聞こえているはずだけど、自分としては聞こえない、聞こえにくいと感じることがあります。そのような場合にこの検査では聴力が低下していると評価されます。

　そのような子どもはある時は聞こえていて、ある時は聞こえていないということが起こります。好きなテレビを見ている時などは聞こえないということは少ないのですが、ある緊張を強いられる場面では上手く音が聞こえないという状況が生じるのです。

　聞こえるためには、音が耳の鼓膜を振動させなくてはなりません。鼓膜の奥には三つの小さな骨が付いており、それらが震えてその刺激が脳の方へ送られるのです。これらの小さな骨には小さな筋肉がついており、うまくバランスをとることで、鼓膜の振動がうまく脳に伝わるのです。

● **気持ちと身体は影響し合う**

　緊張するとドキドキしたりトイレに行きたくなったりする経験はどなたにもあると思います。皆さんはそのドキドキとかトイレに行きたい状態を自分で何とかコントロールできますか。できないですよね。人の身体には自分ではコントロールできない所がたくさんあるのです。

　誰も緊張している時に「心臓よ、もっと早く動け」と意識的に動かしている訳ではありません。同様に緊張している時に「膀胱よ、小さくなって尿を出せ」と意識的に動かしている訳でもありません。身体が勝手にやってしまうのです。自分の意識では、落ち着いていたいと思っているのにドキドキしてしまうし、膀胱は緊張してトイレに行きたくなってしまうのです。そうなるとさらに緊張してしまいます。気持ちと身体はお互いに影響しあっているのです。

　これと同様なことが耳にも起こるのです。緊張などで身体のバランスがくずれていると耳の小さな骨についている筋肉のバランスもくずれ、鼓膜での音の振動がうまく脳に伝わらないのです。

● **聴覚誘発電位検査**

　耳鼻科での詳しい検査では、音が聞こえるために必要な機能に大きな問題がないかを調べます。病院によって行う検査は色々あります。たとえば図4－6は「聴覚誘発電位検査」です。この検査は音を聞くと、「聞こえた」という反応が脳波活動の変化として現われます。それを拡大したものです。この検査で正常な反応が見られれば、機能的には聞こえていると判断されます。この検査では聞こえているかどうかを本人には尋ねません。脳に正常な反応が出れば聞こえていると判断します。小さな音で連続して数百回鼓膜を刺激しますので、緊張してうまく伝わらない状態が多少あっても、そのうち慣れてきてうまく

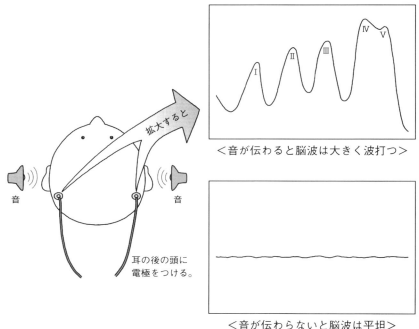

図4-6 聴覚誘発電位検査
　音は耳から入り、その刺激が、脳のいろいろな場所を経由して聞こえると判断される。経由場所は大きく分けて5か所あり、音の刺激が伝わると右側・上図のように山型に脳波活動が変化する。音の刺激が脳に伝わらないと下図のように平坦となる。

伝わり、脳は聞こえたという反応を出します。

　耳鼻科の検査で異常がないということは、大きな異常がある可能性は低いということですから、安心してください。

　子どもが嘘をついているのではありません。そういう子どもは、「はっきり音が聞こえる自分」でありたくないのかもしれません。時間はかかりますが、ゆっくりとどう関わっていくかを専門家と一緒に相談してみてください。（白石）

急に歩くことができなくなり小児神経科を受診したのですが、検査では異常がなく、「転換反応かなあ」と言われました。どういうことでしょうか。

転換反応

身体的にはっきりとした異常がみられないのに、歩けない状態の時に、転換反応という言葉を医師は使います。

● 異常はないのに

　急に歩けなくなるというのは大変なことですよね。「大変な病気に違いない」と思われるのは当たり前のことです。それなのに病院で診察や検査を受けても、「特に異常はありません」と言われることがあります。「これは検査が間違っているのだ、もっと詳しい検査をすれば異常が解るはずだ、もっと大きな病院に行こう」と考える親御さんも多いでしょう。

　けれども、やはり異常はみつかりません。一体これはどういうことなのでしょうか。実は子どもにはこのようなことはよくあることです。歩く機能に問題はないが、自分としては「歩けない」と感じているということなのです。

　子どもは「歩けない」と言うが診察や検査で異常がない場合、つまり「歩けるはずなのに歩けないと感じている状態」では、と医師が考えた場合に「転換反応かなあ？」と言うことがあります。医師にこう言われたら「大きな病気である可能性は少ない」と思ってまずは安心してください。

なぜこのようなことが起こるのでしょうか。残念ながらはっきりとしたメカニズムは解っていません。一つの仮説ですが、次のような考え方があります。

　子どもが何らかの緊張を強いられる生活をしていると考えます。自分ではなんとかこの生活を乗り切りたいと考えるのですが、とてもしんどい状態だとします。そんな時、歩けないという症状のおかげで、不本意ながらその緊張を強いる生活から一歩離れることができる、という考え方です。このように考えられるケースもありますし、この仮説では説明が困難な場合もあります。ですのでこれはあくまでも仮説です。

● **こんな子どもがいました**

　中学2年生の女の子です。クラブも勉強も一生懸命で、塾にも通い、成績はトップクラス、クラブでは責任のある役割をしていました。そのクラブの大会が1か月後と迫っていました。そんな時、突然歩けなくなりました。本人はなんとしても大会に出たいと言います。色々検査をしましたが、はっきりとした原因は見つかりません。診察上は大きな問題がないように思えました。結局大会には出ることはできませんでした。とてもがっかりしているかと思っていましたが、本人は仕方ないと簡単にあきらめていました。そして大会が終わると、徐々に歩けるようになりました。

　このようなケースでは確かに仮説が当てはまりますね。

　大切なことは、「子どもはわざとやっているのではない」ということです。本人はあくまでも頑張りたいと思っているのです。ですから、安易に「頑張れ、頑張れ」ということは逆に子どもを追いつめてしまいます。おそらく医師は「少し疲れているみたいだから、やりたい気

持ちは解るけど、休憩が必要かな」といった話をするのではないでしょうか。

　親としては、「歩けない」という状態は非常に心配ですよね。それでもまず親が落ち着くことが大切です。子どもにとっても親が落ち着いていることが何よりも安心を与えます。ですので、医師と納得するまで話をしてください。「転換反応」であるかどうかの判断は大変難しいものです。他の医師の意見を聞くことが助けになる場合もあります。(白石)

コラム　元気な子どもほど寝相が悪い

　足に力がまったく入らず、立てないと訴える子どもがいました。お母さんに「この子は眠れていますか」と聞くと、朝までぐっすり眠るとのことでした。人は眠っている間、同じ身体の部位が下になっていると痛くなるので、何度か寝返りをして姿勢を変えます。これは睡眠中ですから意識せずに勝手に動いている訳です。足がまったく動かない状態で寝返りができるでしょうか。やってみたら解りますがちょっと大変です。つまりこの子は起きている時は「足に力が入らない」のですが、眠ると足は動くのです。動くはずなのに動かないと感じている場合、このように睡眠中には動かしていることがあり、見分けるのに役立つことがあります。(白石)

検査に異常がないのに、見えなかったり、聞こえなかったり、歩けなかったりするのは「こころ」が原因なのでしょうか。

こころの不思議

こころの問題であっても、親にもできることがたくさんあります。一体、何ができるのかを一緒に考えてみましょう。

● 「こころ」の正体

　検査に異常がないと、こころの問題とよく言われます。「こころ」が原因、「こころ」の問題だとすると、どうしたらよいのでしょうか。それを考えるためにここでは少し時間をとって「こころ」について考えてみましょう。

　「こころ」については、色々な考え方があります。どの考え方が正しくてどれが間違っているというものではありません。ここでは次のように考えてください。今の科学では「こころ」、つまりその人の感情や考え方というのは、行き着く所は脳にある神経細胞の活動であると考えられています。つまり「こころ」とは神経細胞の活動によって作り出された「働き」であるという考え方です。

　脳にはたくさんの神経細胞があり、脳の様々な部分の神経細胞と連絡を取り合ってグループで働いているようです。そして脳は身体とも連絡を取り合っています。たとえば、テストで100点を取った子どもが「早く家に帰って、お母さんに見せたいな」とわくわくしているとします。この時、脳の神経細胞は色んな活動をしています。「テスト

第4章　神経系の症状——"痛い"を考える

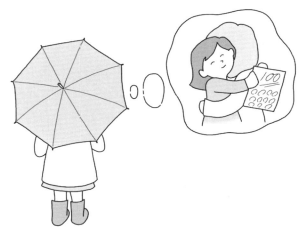

図4－7　早くお母さんに見せたいな
急いで歩くとぬれちゃうし……お母さん、何て言うかな？

が100点である」と認識し、「このテストを見ると母親が喜ぶだろう」と想像し、「わくわくした感情」を生じさせ、「早く帰りたいな」と思い、そのことが身体に連絡され、「身体がそわそわしている」訳です。これらのことは脳のたくさんの神経細胞が連絡を取って、身体とも連絡を取って生じているのです。本人が意識して「わくわくするぞ」とか「そわそわしよう」と思ってしているのではなく、無意識に脳が勝手にしているのです。

● 「こころ」・自然・人

また人は自然の中で生活しています。自然環境からも「こころ」は影響を受けます。もし上記のエピソードが雨の日の出来事で雨の中、傘を差しながら走って帰ったのであれば雨の感じ、空気のにおい、風の湿り気とともに、このエピソードは記憶されるでしょう。そして、この日と同じような空気のにおいを感じると、このエピソードの記憶

がよみがえったりするのです。つまり「こころ」というのはその人の感情や考え方だけでなく、環境から影響を受けるということです。

　また、人は一人では生きていけません。他の人と協力して生きています。この子が帰って、母親から「よかったね。ずいぶん頑張って勉強したものね」と声をかけられて、とても嬉しかったとしましょう。そうすると、このことは心あたたまるエピソードとして子どもの中に残るでしょう。その後の子どもの人生でこの時と同じような母親の雰囲気を感じたら、このエピソードが思い出されることでしょう。

　「こころ」というのはその人の感情や考えだけでなく、周囲の人の反応にも影響を受けるということです。

● 私はどうしたらいいのだろう？
　このように、「こころ」というのはその人の考え方や感情ではあるけれども、環境や周囲の人の反応にも影響を受けるものだと考えることにして「こころの問題」を考えてみましょう。

　子どもが「歩けない」と訴える場合を考えてみましょう。検査では異常はなく歩く機能には問題がなさそうです。「こころの問題」として、子どもの考えや感情が歩くのに必要な筋肉、神経に影響を与えるということは十分にありえます。脳と身体は連絡し合っているのですから。

　それでは子どものどんな考えや感情が影響しているのでしょうか。子ども本人にも解りません。少なくとも本人は「歩きたい！」と言うでしょう。専門家が心理検査などをすれば、それが解るかというとそれも難しいのです。本人に解らないのですから「こういう考え方、感情が影響を与えているのではないか」と推測はできても、確認の方法がありません。あくまでも推測に過ぎません。正解はないのです。ですから、「『こころの問題』だから、もっと『こころ』を強く持ちなさ

い」と子どもに言ったところで、子ども自身は頑張ろうと思っているのですから、あまり子どもの助けにはならない場合が多いと思います。

　子どもの「こころの問題」なのですが、その「こころ」は周囲の人の反応にも影響を受けているのです。「親である私は子どもの『こころ』に良い影響を与えているのだろうか。子どもの問題を解決するためには私はどうしたらよいのだろう」と考えてみてください。

● **私に何か手伝えることはあるかな？**
　どのような影響を与えているかを判断するのは難しいです。見分けるには自分が話す言葉や内容そのものではなく、話している時の自分の身体の感じや表情に注目してください。子どもと話をしている時、あなたはどんな感じですか。もし、身体に力が入っていたり、表情が固いようでしたら、子どもの「こころ」には良い影響を与えていないかもしれません。

　あなたと話をしている子どもの様子はどうでしょう。同じように子どもがどのように返事をしたか、その内容ではなく、子どもの身体の感じと表情に注目してください。顔つきがどこか固そうであれば、あなたがどれほど子どものことを心配して話をしたとしても、子どもの「こころ」にはあまり良い影響を与えられていないかもしれません。

　子どもが困っている時、親であるあなたにはたくさんのことができるはずです。子どもの「こころの問題」ではあるのですが、親であるあなたが子どものこころに良い影響を与えていないとしたら、「こころの問題」が治るには時間がかかってしまいます。「あなたが歩けるようになるために、私に何か手伝えることはあるかな」と、親子で力を合わせて取り組めることを、子どもに尋ねてさがしてみてください。

(白石)

子どもの夜ふかしは身体によくないのでしょうか。

早寝早起きが一番

 人間には朝起きて、夜眠るというリズムがあります。このリズムにそって人は活動します。リズムが乱れると、心身ともに調子をくずします。

● 睡眠が脳をリフレッシュ

　質問への答として、結論から言えば、よくありません。

　2017年度のノーベル賞に身体のリズムをつかさどる研究をしている研究者が選ばれました。身体のリズムは元々備わっているのですが、それは24時間より少し長く調整されているようです。それを24時間にするには太陽の光が必要なのです。朝の日の光を浴びることで、身体のリズムはリセットされ、夜になり日が沈み暗くなってくると眠気が出るようになります。そして睡眠をとり、身体をリフレッシュさせて朝の光をまた浴びるのです。

　夜ふかしをして、夜になっても明るい場所で過ごすと、なかなか眠くなりません。必然的に睡眠時間は短くなります。睡眠には色々な段階があり、それらが規則正しく繰り返されます。短い睡眠では、十分にその繰り返しが行えず、脳は十分にはリフレッシュできないといわれています。そのような脳の活動の能率が低いのはあたりまえです。精神的にも落ち着かない状態になりやすく、問題行動を起こしやすくなるといわれています。

第4章 神経系の症状——"痛い"を考える

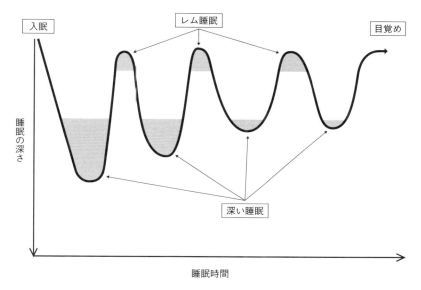

図4-8　睡眠のリズム
深い眠りは入眠の前半に多い。

　朝起きて活動し、夜しっかり眠ること。このリズムが人間にとってはとても大切です。洞穴で生活していた太古の時代から人間という生き物はそのような生き方をしてきたのです。このリズムの上にすべての生命活動を営んでいる生き物なのです。夜暗くなっても明かりをつけて遅くまで起きているとこのリズムが狂ってしまいます。育ち盛りの子どもにとって、そのようなことは百害あって一利なしです。親がまず率先して、可能な限り早寝早起きをしましょう。

● 睡眠中の脳活動
　睡眠中の脳の活動、眼の動き、筋肉の緊張の度合いなどを調べると、色々な段階があることが解ってきました。また、その段階が順序よく

119

繰り返されることも解ってきました。

　図4-8の横軸は眠ってからの時間です。縦軸は眠りの段階が徐々に深くなっていることを示します。図のように、眠ると徐々に深い段階に進み、今度は逆に浅くなって「レム睡眠」という段階になります。またそこから徐々に深くなるというサイクルを何回か繰り返します。

　「起きる」、そして「眠る」というリズムにそって、眠りの最初の時期に成長に必要なホルモンは分泌されます。また眠りの深い段階の時に脳は十分にリフレッシュすると考えられています。

　このリズムを保ちしっかり睡眠をとることが子どもの心身の成長にはとても大切なのです。（白石）

コラム　睡眠中の問題行動

　睡眠が研究されるようになったのは最近のことです。そのため、眠っている間に脳で何が起こっているのかはまだよく解っていないのです。

　子どもが眠っている時に急に泣き出したり、起き上がったりして、翌朝には覚えていないというようなことは、昔からよくあることとして知られています。「ハイジ」に出てくるクララがそうですよね。しかし、このメカニズムについてはよく解っていません。

　睡眠には色々の段階があるということは解ってきました。脳が深く眠っている段階、身体の緊張が弱まっている段階、脳の活動が起きている時に似ている段階、などがあるといわれています。それぞれの段階が規則正しく繰り返されるとい

うことも解ってきました。睡眠によって、脳がリフレッシュするということも解ってきました。ですが、まだまだ解明できていないことが多いのです。

　眠っている時に泣き出したり歩き出したりする症状は、思春期の頃にはほとんど消えてしまいます。そしてどの子も問題なく大人になっていきます。ですから、まずは安心してください。

　睡眠中のことなので、他の家族が睡眠不足になるほど頻度が多いようでしたら、一度医師に相談されたらと思います。薬が役立つ場合があります。（白石）

コラム　Iメッセージ

　Ｉ（アイ）メッセージとは、子どもに何か言う時に、「あなたは…」ではなく「私は…」と自分を主語にして話しましょう、ということです。つまり「勉強しないと、入試に落ちて（あなたは）後悔するよ」ではなくて、「勉強が足りないと、入試に落ちないか（私は）不安だ」というようなことです。筆者は親子の会話に緊張がある時でも、親の感じていることは伝えるように話していたのですが、摂食障害から回復した女性が、「あなたは…という言い方は上から目線で、素直に聞けない。私を主語にして話してほしい。Ｉメッセージにしてください」と話す講演を聞いてからこの言い方をしています。（高尾）

幼稚園児の頻繁なまばたきはチックなのでしょうか？

目をパチパチ

 眼科での診察に異常がなく、下記の4項目が確認されれば、チックの可能性があります。学童期に約5パーセントの子どもが体験します。

● まず4項目をチェック

目をパチパチさせる原因は色々と考えられます。眼の白目の赤さや痛みがある時は、結膜炎や逆まつげが原因のことがあります。

① 眼科での診察に異常がない。
② 眠っている時には起こらない。
③ まばたきを少しの時間でも意識して止めることが可能。
④ その動きをすることが苦痛というよりはある種の解放感がある。

このような場合、チックの可能性が大きいですね。

チックの多くは動きが律動的ではなく突発的なことも特徴です。学童期に約5パーセントの子どもが体験します。男女比は3対1と報告されています。チックであれば知能や他の発達面に影響をすることはありません。しかし、わざとしているように見られて親から叱られたり学校で先生に注意されたり友だちにからかわれたりすると、そのことがストレスになって自己肯定感が低くなり、身体（心身症状）や行

動の問題（不登校、反抗等）に繋がることがあります。

● **チックを意識しない**
　周囲の人がチックとして正しく認識し、指摘や注意をしないで、子どもがチックを意識せずに伸び伸びと暮らせるようにサポートすることが必要です。何かのストレスでチックが増えているような場合でも、ストレスを避けさせるだけでなく、「ストレスをチックで解消して乗り超えているんだ」、と頑張っていることを認めてあげることも必要です。チックの動きにはまばたき以外にも、首振り、肩すくめ、眼球運動、手を振るなどの単純な動きや発声を繰り返すこともあります。

● **高校生になれば**
　チックの運動がまばたきから他の形に変化していくこともあります。その場合は顔面周囲から四肢に広がっていくことが多いようです。しかし多くのチックは1年以内に自己治癒していきます（暫定的チック障害）。1年以上続く場合でも、多くは出たり消えたりを繰り返します（慢性チック障害）。
　同様に1年以上続く場合でもチックは高校生くらいから減ってゆくことが多く、治療が必要とはいえないのですが、動きが大きくなって本人が困っている場合は小児科医に相談してください。
　いずれにしろ、本人が疲れたり、どうしても周りへの影響を避けたい場合（受験等）以外は、周りがチックを理解して、無理にとめたり子どもの評価を下げないようにすることが大切です。（高尾）

2年前から頻繁にまばたきをします。小児科でチックと診断されました。最近は手を振ったり「ウッウッ」と声を出したりします。

トゥルテ症候群

 チックは成人すれば半分は消失します。きつい症状が出て、周りへの影響が大きかったり、身体の苦痛が大きい場合は、薬物療法も考えます。

● トゥルテ症候群

　多くのチックは幼小児期に一過性に見られ、特別な治療をしなくても自然に消失することが多いですが、1年以上運動性チックと音声チックが続く場合に、トゥルテ症候群と呼ばれます。ある期間はみられなかったり強くなったり弱くなったりと波があるので、今は増えている時期と思われます。やがて減ってくる時期も来るはずです。

　ストレスや睡眠の変化がチックの増減に関係する子どももいます。リラックスしている時に多くなるタイプと緊張した時に多くなるタイプがあります。学校など外では意識してチックをこらえてあまり目立たない場合は、逆に家に帰ってホッとしたら増えてくるようです。ゲームをしながらチックをしているからといって、ゲームがチックを誘発するという証拠はありません。

　他のチックと同様に知能に影響することはありませんが、AD／HD（注意欠陥多動性障害30〜70％）、ASD（自閉症スペクトラム5％）、LD（学習障害20〜30％）、強迫症状（30〜70％）を併発する子どもが多くなります。また、そう多くはないのですが、突発的な感情の爆発のために破

第4章　神経系の症状——"痛い"を考える

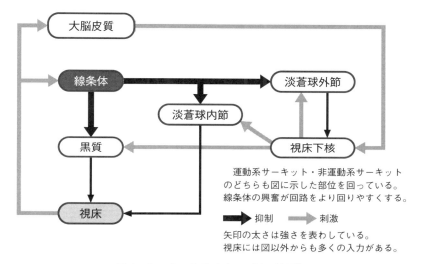

図4-9　チックのメカニズム（仮説）

壊的な行動をしてしまうことがあり、「怒り発作」と呼ばれます。原因としては今のところ、脳の中の神経同士を連絡する物質である「ドーパミン」と「セロトニン」の活性の変調、ドーパミン受容体の過敏性による「大脳基底核（線条体、黒質、淡蒼球、視床下核／注1）・視床（注2）・大脳の運動系と非運動系サーキット（注3）」の不調が考えられています（図4-9）。

サーキットの非運動系の部分の変調が単純なチックより大きいために、チックが起こる前にムズムズ感があったり、動かさなければいけないような切迫感を感じたり有意語の発声が多くなるのかもしれません。しかし脳波や現在のCT・MRIでは異常は見つかりません。

また、ドーパミン系神経の働きは年齢とともに変化していくので、チックも小学校に入る前頃から始まって、小学校高学年から中学生で一番強くなり、その後軽快してトゥルテ症候群の場合でも50パーセン

トは21歳までに完全にまたは、ほぼ消失します。しかし半分ぐらいは成人になっても続き、軽快傾向のない人もいます。

環境調整については、単純なチックの時と同様な日常生活での工夫が必要です。トゥルテ症候群の場合は、試験の時に大きな声を出したり、問題を読んでしまったりすることもあるので、別室にしたり席を端にするなどの配慮も必要です。普段の授業でも本人がチックに気を遣うことなく過ごせるように、周りも協力して欲しいものです。また、診断書を書いてもらうなど主治医にも協力をお願いしましょう。

● **チックの治療**

薬物療法としては精神疾患に使われる薬（リスペリドン、アリピプラゾール）がありますが、子どもの脳の発達に影響する場合があり、本来、消失する可能性のあるものなので症状の強さとの兼ね合いで医師は使用を決めています。他にはLドーパという前述したドーパミンの前駆物質のごく少量が効果的な子どももいます。

薬以外の治療法では、チックの動きを意識して繰り返す（負の練習）やチックの動きが出そうな時にその動きをするとチックが出にくくなる動きをする方法（ハビット・リバーサル）や特殊なマウスピースをはめる方法などがありますが、医師と相談して決めてください。

その他に、セロトニンの分泌を安定化させる「日光に当たる規則正しい生活」をすることが治療の助けになります。カウンセリングや心理療法は直接的にチックを治すのではなく、精神的なストレスにうまく対応してチックを出にくくしたり、自然治癒力が強くなって脳の神経の働きの不調が速く調節されるのではないかと考えています。またチックのために、はずかしめられたり嫌な目に遭っている場合には、心理的な苦痛の解決にも繋がるでしょう。（高尾）

第4章　神経系の症状——"痛い"を考える

 横隔膜粗動だったの！

　他病院の小児科から「音声チックみたいだが、薬の効果がなく、なにか違うように思う」と、女子中学生が紹介されてきました。「ハッハッハッハッ」という発声が急に始まり、時には治まるのですが起きている間は、ほぼ一日中続くのです。シャックリやてんかんも考えて治療しましたが効果がありません。喉の奥を何かで刺激した時だけ治まっていました。

　そうこうしているうちに、色々な原因で横隔膜の周期的な収縮が起こる「横隔膜粗動」という疾患が文献に載っていました。発声の記述はなく、特別な治療法はないということでした。その後、症状のきつい時に喉の刺激で軽快させるだけでしたが、1年ほどで自然に消失し再発していません。診断に対してのちょっとした違和感の大切さ、自然治癒まで付き合う大切さを再認識しました。（高尾）

注1　大脳基底核　大脳の中心部近くに神経細胞が集まっていくつかの塊になっている部分。主に運動の調節に働いていると考えられていたが、最近は感情や記憶にも関わっていると解ってきている。

注2　視床　大脳基底核よりさらに内側に神経細胞が集まって塊になった部分。嗅覚以外の身体の内外の全感覚がここで神経を代えて大脳全体に広がっていく中継をする。

注3　大脳の運動系と非運動系サーキット　大脳の中に運動をする時にいくつかの細胞の塊がお互いに連絡しあって、神経刺激が出てまた元に戻ってくる。そういう神経系の繋がりを「運動系サーキット」、感情や意志などが働く時の同様な神経の繋がりを「非運動系サーキット」という。

第5章

皮膚の症状

——皮膚の症状を軽くみない

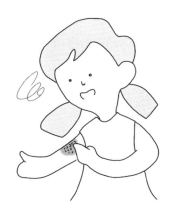

髪の毛がかたまって抜けるようになりました。どうしたのでしょうか。

脱毛症

 ストレスが原因と言われますが、ストレスから脱毛に至る仕組みは解っていません。どのような経過をとるにしても、常にその子に寄り添っていくことが大切です。

● 原因を見分ける

　脱毛症と思われる症状を見たら、まず皮膚科を受診する必要があります。というのも頭皮の感染症や、甲状腺機能異常、栄養障害、毛髪奇形（注1）によるもの等、いろんな原因があるからです。その中でも「円形脱毛症」がこころとの関係でよく知られています。季節によって同じ人でも髪の毛が抜けやすい時期とそうでもない時期があるようです。抜けた結果、頭皮が見えるようになれば「脱毛症」と呼ばれます。その際に毛が抜ける以外に異常がなく、一定の範囲がほぼすべて抜けている場合に「円形脱毛症」と診断されます。

● ストレスが原因と言えるか

　原因として以前から「ストレス」がよくあげられますが、自己免疫が働く結果、脱毛するともいわれています。原因となるストレスが見当たらないこともあります。もし犯人探しの結果ストレスが見つかったとしても、そのストレスが免疫の働きを変化させて脱毛に繋がる可能性はありますが、他の要因については解っていません。そのため、

①　頭皮のことは、少しでもよくなれば、一緒に喜んであげる。とりあえず、皮膚の専門医に診療してもらうこと。
　②　カウンセリングは脱毛に対する周囲からの好奇のまなざしを受けて感じるストレスに対して行う、と考える方がよいでしょう。それによって何か新しい発見があれば、患児の生活の中で最近起こった変化をよく聞いてあげること。

ということが大切になります。しかしカウンセリングを受けてこころの状態が安定することで免疫反応が変化して、頭皮の状態が良くなると期待はできるのですが、筆者の経験ではそうはうまくいきません。
　最近の皮膚科での皮膚に直接働きかける治療を参考までに書いておきます。脱毛部に液体窒素やドライアイスを当てたり、「かぶれ止めの薬」を塗ったりすることがあります。ステロイドホルモン（注2）の外用薬やフロジン液（注3）・ミノキシジル液（注4／リアップ®）も用いられていますが有効性は今一つです。内服薬としては免疫反応を考えてステロイドの内服もされるようですが、子どもの場合は低身長（176頁コラム参照）や感染症などを考えると躊躇するところです。
　セファランチン（注5）という植物由来の薬を用いることもあります。この薬の作用は明確には解っていないのですが、ステロイド様作用・血流増加作用・細胞膜の安定化作用などが発毛に効果があるようです。副作用がステロイドほどではありませんので子どもにも使われることが多いようです。どのような経過をとったとしても、常にその子に寄り添うことが必要です。
　もし髪が全部抜けてしまったような場合は、白血病などで化学療法を受けている子に対するのと同じような心理的ケアが必要となります。いずれにしても、脱毛そのものが子どもに影響を与えるのではなく、

周囲の脱毛への態度が子どもに影響を与えるのです。

症例　12歳男児

　後頭部から頭頂部に、10円玉大の脱毛があるのに気づいた。転校してきたばかり。新しい学校にはなじんでおり、いじめもないとのことである。説明をしたうえで、セファランチンを内服。改善はないが、特に増悪もしなかった。その後やや改善したため、治療を終了。

● **男性型脱毛症**

　これは毛の数は減らないのですが、ある時から太く長い毛が再生せずに、大半の毛が細く短い毛（軟毛）に置き換わってしまう症状です。毛は抜けてはいませんが、目に見える頭髪の量は減るので、「脱毛症」の中に入れられています。（佐野、高尾）

注1　毛髪奇形　ネザートン症候群、捻転毛（ねんてんもう）、連珠毛（れんじゅもう）の三つの症状がある。ネザートン症候群は、重積裂毛（ちょうせきれつもう）とも呼ばれ、毛に「竹状毛（ちくじょうもう）」と呼ばれる結節を作る。捻転毛は、毛が扁平になり、捻れ、もろくなる。連珠毛は、毛が一定の間隔で細くなり、玉を連ねたような形になる。多く先天的疾患で（捻転毛は後天的な要因でもなる）、連珠毛は、小児期から10代の初めに多い。

注2　ステロイドホルモン　副腎皮質から分泌されるホルモン類で、炎症を抑えたり免疫を抑制したりする。

注3　フロジン液　塗った部分の血流の亢進が発毛に効果があるといわれている。

注4　ミノキシジル液　もともとは高血圧の治療のための血管拡張剤として開発された。頭皮の血流を高めることによって毛根に栄養を行き渡らせ、毛髪の再生を促すと考えられている。Ⓡは商品名。

注5　セファランチン　タマサキツヅラフジという生薬植物を抽出および精製して作られた製剤で、成分は多彩と考えられ、多くの作用が報告されている。発毛へのメカニズムについては、はっきり解っていない。

暇な時や勉強中に髪の毛を抜いているようで、毛が少なくなっています。

抜毛症

 髪の毛を抜いていても、叱ってやめさせるのはよくありません。話し合って、本人がとめてほしいと言う時はとめてあげましょう。

● 利き手の届く範囲

　髪の毛を抜く行為が目立つのが抜毛症（トリコチロマニア）という病気の特徴です。どちらかというと、おとなしい、良い子で育ってきた子どもに多いといわれます。ベッドにたくさんの髪の毛が落ちていたりすることで、容易に発見ができます。

　まずは小児科、そして皮膚科の両方の専門医に診てもらいましょう。円形脱毛の場合は毛の根元の抜いた部分と正常な部分の境目や頭皮の状態を見てもらいます。抜毛症の場合は抜けた毛の根元に丸い毛根が付いていたり、ちぎれたように断端が太く、利き手の届きやすい範囲の毛が薄くなっているのが特徴です。

　また眉毛を抜く子もいます。

● 自傷行為の一つ

　抜毛症は「自傷行為」の一つと筆者は考えています。これは、「ストレス」のせいかもしれません。自己表現、感情の表出がもう少しうまくいけば改善する可能性があります。カウンセリングが有効である

かどうかは、はっきりしませんが、患児の日常生活や、日々の感情の変化を十分に聞いてあげましょう。プレイセラピー（注1）などが有効なこともあります。話し合って子どもが希望すれば、髪の毛に触っていることを伝えたり、「その日に抜けた髪の毛を袋に入れて、日付をつけて診察の時に持ってきてもらう」という方法があります。

　無意識に毛を触って抜いてしまっている子どもも多いので、あえて「抜いていることを意識させ」て「抜かないことを意識させ」るわけです。筆者も袋に入れる方法は数人に試したことがありますが、効果のある子どもも少しいました。抜いた毛が減っていくのをゲーム感覚で楽しみながら試してみるのもいいでしょう。最終的にはかつらの利用を考える必要があります。

● 「代替」となることを始める

　脱毛症と同じで、誰かが早く気づいてあげることが必要です。この症状は「爪かみ」と同じようなものだと言われますが、どんな癖でも無理やりやめさせるとチックが始まったりすることもあり、逆効果です。

　いつも言うことですが、おとなしい子ども、手のかからない良い子というのは、きっと本人自身はしんどいのだと思います。新しいスポーツや習い事を始めることが「治る」きっかけになるかもしれません。無意識に髪の毛を引っ張ることが快感になっているようであれば、代替となる何かを始めないと治らないかもしれません。

● 「とてもいい親」の問題

　抜毛症は親が知らず知らずのうちに、子どもを締め付けていないかを反省するいい機会かもしれません。束縛する親に限って、逆に自分はとてもいい親（good enough）と考えている場合があります。

親子の同時面接をしても改善するとは限りませんが、色々な話をすることで、その子の生活の質を向上させるヒントになるかもしれません。

　抜毛症の予後は必ずしも悪くないと思いますが、その子を深く理解するために、逆に「病気を役に立てること」ができるのではないでしょうか。

　筆者は、腰痛や頭痛の患者を整形外科や脳外科と共同で診察しています。頭髪の問題で皮膚科に相談することも意味があります。

　以下に抜毛症の問題点と治療の方向性をまとめます。

① 　身体疾患には、純粋に身体をよくするための最善の検査と治療が求められます。

② 　①を踏まえた上で、抜毛症にその子の「こころの問題」が関与するかもしれないと考える時、こころの問題に集中し、焦点を当てて話を聞くことができます。

③ 　あらゆる良性の疾患は、時が来れば必ず解決すると思います。長い目でフォローすることが大切で、そのためには、他科で身体疾患の客観的評価をしてもらうことが大変意味のあることだと考えています。見捨てられたのではなく、他科の先生も一緒に自分の症状に取り組んでくれていると思うと、希望が持て、こころが治癒の方向に向くこともあるでしょう。（佐野、高尾）

注1　プレイセラピー（遊戯療法）　子どもとセラピスト（治療者）の適切で特別な対人関係の中で、安全な環境で遊び道具を使って遊ぶことにより、子どもが自分の気持ちや考えや行動を表現したり探索したりするのを、セラピストが促進し手伝うこと。（日本プレイセラピー協会HPより改変引用）

コラム ## 子どもは「遊び」の達人

　遊びは、子どもたちが気持ちや考えを表現するもっとも自然なもので、大人たちが言葉を使うのと同じように、子どもは遊びを言語として用います。子どもたちは遊びに没頭し、遊びにたくさんのエネルギーや感情を注ぎます。遊びは、子どもたちにとって、面白いものですし、何かの目的のために遊ぶのでなく遊びそのものを目的とします。

　最終結果よりも、遊びのプロセスが大事です。またコミュニケーションの手段でもありますし、感じたこと考えたことの整理、社会性を学ぶもの、創造性や問題解決能力を育てるもの、でもあります。（高尾）

コラム ## トンビがタカの子を生んだら、トンビはビックリ

　「トンビがタカの子を生む」ということわざがありますが、よく考えたら変ですね。本当に自分が温めていた卵からタカの子が生まれたらトンビはビックリするでしょう。トンビにとっては、子どもがどんなに小さくて弱くてもトンビであることが大切なんではないのかなあ。このことわざは人間が勝手に「タカの方がトンビよりも価値がある」と決め付けているだけ。トンビにとっては迷惑なことわざですね。（高尾）

第5章　皮膚の症状——皮膚の症状を軽くみない

 アトピー性皮膚炎について教えてください。
心身症と関係はあるのですか。

「痒い」から逃れたい

 皮膚のバリア機能、アレルギー反応、環境の三要素が複雑に関係しています。何かをやめさせるより、何かを始める姿勢で治療に取り組みたいものです。

● アトピー性皮膚炎

　アトピー性皮膚炎は、痒(かゆ)みのある湿疹が良くなったり悪くなったりを繰り返しながら慢性的に続く病気です。原因ははっきりとは確定していませんが、皮膚のバリア機能の不調とアレルギー反応と環境が関係しているようです。

　繰り返し掻くことによる刺激、汗の刺激、乾燥、化学物質の刺激、ストレスなどの心理的な原因などが、アトピー性皮膚炎の発病や悪化に関係しています。心理的な問題との関係は、免疫細胞と神経細胞が同じ物質で情報伝達していることと関係していると思われますが、まだ正確な関係性は解っていません。

　以下に現状で解っていること、その症状・治療法を記します。

① 皮膚の感染症との関係
　アトピー性皮膚炎の人の皮膚は、バリア機能が低下していることや、掻き壊したひっかき傷があることから、細菌やウイルスに感染しやすくなっています。

② とびひ（伝染性膿痂疹）

小さな傷からブドウ球菌やレンサ球菌などの細菌に感染して起こります。傷の部分に薄い水ぶくれ（水疱）やかさぶたができ、それが周囲にどんどん広がっていきます。細菌に効果のある抗菌薬で治療します。

③ 水イボ（伝染性軟属腫）

ポックスウイルス科の伝染性軟属腫ウイルスに感染してできるものです。プールや風呂のような肌と肌が触れる機会の多い場所で感染します。また、イボを掻き破ってウイルスが他の部分につくと、そこに新しいイボができ、イボが増えていきます。これは幼児の病気で小学校1年生から2年生くらいからは少なくなります。兄弟で感染しやすく、他の子どもにも感染しやすい病気です。軟膏を塗ったり患部をピンセットで取り除いたり、凍らせて処理する治療もあります。

④ 単純ヘルペス感染症

単純ヘルペスウイルスというウイルスが、アトピー性皮膚炎の患部に感染して、小さい水疱がたくさんできます。ひどくなると熱が出たり、全身に倦怠感を伴うことがあります（カポジ水痘様発疹症）。抗ウイルス薬で治療します。免疫力を回復させるため、十分に休養することも必要です。

⑤ 眼症状との関係

激しい痒みのために顔を強く叩いたりこすったりすると、眼の病気になることがあります。顔の炎症がひどい人によくみられる合併症なので、定期的に眼科医の診察を受けることをおすすめします。

・白内障：眼のレンズである水晶体が白く濁る病気で、目がかすむ、見るものがぽやけたり二重三重に見える、まぶしく感じるなどの症

第5章 皮膚の症状──皮膚の症状を軽くみない

状が現われます。手術で治療します。
・網膜剥離（もうまくはくり）：網膜がはがれる病気です。視野の中に見えないところがある、見たいものがはっきり見えない、蚊が飛んでいるように見えるなどの症状があります。放っておくと失明に繋がることもあり、手術で治療します。

● **外用薬で痒みを抑える**

以前は、発症の早期には、まずアレルギーの原因となる食品の除去をすすめていたことがあり、この「除去食」によるストレスがありました。最近は経口以外に、食品が皮膚を通して体内に入る影響（注1）も考えられるようになっています。心理的な問題との関係では、ステロイド軟膏の使用について、過度の不安を持つ方もいました。必要な相談をしたうえで、どうしてもステロイドを使いたくない方には、十分な説明をして、他の治療をする場合もあります。

慢性化している場合には、皮膚の苔癬化（たいせんか）（注2）の問題や、とくに外見を気にする子どもの場合は、そのために人との交際や就業など深刻で多様な問題を抱えることになります。その場合は子どもと十分に関わっていく必要

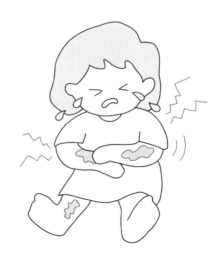

図5-1　アレルギーで悩む
「痒み」は「痛み」を超えて我慢できないもの。

があります。また臨床心理士や精神科医にアドバイスをお願いする必要があるかもしれません。

アトピー性皮膚炎の痒みのせいで皮膚を掻くことをやめさせようとするのは、かえって逆効果です。「痒い」から「掻く」訳ですから、外用薬や内服薬の治療効果が出てくれば、「掻く」ことも減ってきます。強く掻くことはある種の自傷行為ですから、普段からその子が抱えている問題については十分に聞いてあげる必要があります。

● 解決志向アプローチ

皮膚を掻くことをやめさせる代わりに、外用薬・内服薬を始めることが大切と言いましたが、筆者の経験では何かをやめるより、何かを始める方がうまく行くことが多いように思われます。

筆者は以前から「解決志向アプローチ（注3）」を慢性的な痛みや痒みについて用いて来ました。

それは下記のような内容です。

① ミラクルクエスチョン：「もし明日の朝、すべてが治っていたらどうしますか」という問で、解決後の変化を聞きます。たとえばアトピー性皮膚炎なら、「外向的になり、友だちも増えたし、異性ともうまく話せた」などの回答が得られます。

② スケーリングクエスチョン：ひどいじん麻疹やアトピー性皮膚炎の場合、治療を始めても一見効果がみられなくても、理想状態を10点とすると、最悪時の評価が1点だったのが、悪くても2点から3点になっていることが多くあります。その場合、本人から「塗り薬を変えたから」とか「飲み薬を始めたから」とか、いろんなことが語られるので、それを治療に生かすことができます。

③　サバイバルクエスチョン：アトピー性皮膚炎が慢性化している場合、「こんなに大変な状態なのに、どうやって頑張ってくることができたの」と聞くと、「対人的なことはあまり気にしないようにした」とか、「夏は風呂に入らず、シャワーで済ませて痒みを抑えていた」、「弱いステロイドを続けて塗っている」など、色々工夫を聞くことができます。

いくら症状がひどくても病気を表面化することにより、「病気だからといって不幸とは限らない」「病気というのは自分の中の一部のことに過ぎず、それでセルフイメージ（注4）が落ちることはない」と考えてくれるようになったら、治療効果は大変高まります。
　医師が患者の苦しみを共感できるようになるには想像力が必要です。医師と患者との距離は少しでも小さい方がいいのです。

以下、症例（自験例）を二例記します。

> **症例　19歳女性**
> 　乳児期よりひどいアトピー性皮膚炎があり、約3年前より当院に来ている。全身、痒みがひどかったが、抗アレルギー薬の内服で少し軽減した。以前より、弱いステロイド軟膏と非ステロイド軟膏を使用している。ステロイドを少し強いものにしますかと勧めてみたが、「今のままでいいです」と気分的には安定している。
> 　一年程前に、「自分でアトピーについて勉強していたら、漢方薬でいいものがあるようなので、先生、これを出してください」と希望した。抗アレルギー薬1剤を漢方薬1剤に変更したところ、少し症状がよくなった。自分の希望が治療に反映されたことで、

本人も喜んでいる。

　まだ症状は続いているが、高校、専門学校を卒業し、就職もできた。定期的に受診を続けており、他の医師の紹介を示唆しても、「あまり薬は増やしたくないし、このままでいい」と言っている。

症例　12歳女児

　手指に強いアトピー性皮膚炎の症状がある。抗アレルギー薬および弱いステロイド軟膏を使用している。痒みがひどく、抗アレルギー薬の効果はあまりない。睡眠はとれており、日常生活にはほとんど支障はないが、慢性手湿疹、アトピー性皮膚炎という状態である。なかなか治りきらない。心因性の要因ははっきりしないが、痒みをコントロールできない難治例である。

（佐野、高尾）

注1　食品が皮膚を通して体内に入る影響　最近は原因物質を少量ずつ経口負荷する治療法も広がってきたが、ショックを起こすような過剰反応が起こることもあるので、必ずアレルギー専門医の指導の下に行う。
注2　苔癬化　皮膚の炎症が長く続いたため、患部がごわごわと硬くなってしまった状態。
注3　解決志向アプローチ　今までの心理療法は問題の原因を見つけてそれに対して色々と対策を立てるという方法であるが、解決志向アプローチの場合は原因を探すのではなく問題が解決した時の、より良い状態や快適な状態、望ましい自分自身を明確にしていく。また今までやってきて助けになったこと・物（リソース）や例外に眼を向けて、それを生かし、相談者が求めている、より良い状態や快適な状態、望ましい自分自身に近づいていくのを援助する心理療法。次の3つの原則を持っている。
　　ルール1　うまくいっているなら、変えようとするな。
　　ルール2　一度でもうまくいったなら、またそれをせよ。
　　ルール3　うまくいかないなら、何か違うことをせよ。
　　これは、日々の行動においても役立つように思います。
注4　セルフイメージ　自分で自分に対して持っているイメージ、人格的な評価。

第5章　皮膚の症状──皮膚の症状を軽くみない

息子がアトピー性皮膚炎です。掻くのをできるだけやめさせようとするのですが、とめられません。親子関係もぎくしゃくしています。

アトピーと親子関係

掻いても叱らない、掻くことが少なくなれば褒めてあげます。アトピーは治ります。親子で希望を持って進むことです。

● 掻くのをやめさせない

　これは困りましたね。アトピー性皮膚炎の治療法が進歩してきたので、こういうケースは減ってはいます。しかし深刻な問題ですから、どうすればいいのか、考えてみましょう。

　まず、やめさせようとしない方がいいと思います。ステロイドの投与については意見が分かれますが、弱から中程度のステロイドを短期間使用することは、私はまったく問題ないと考えています。

　しっかり薬を使えば、痒みも治まってきます。アレルギーの専門家で「掻いてはいけない」という方もいます。しかし、前に述べたように、きちんと塗って痒みが治まれば掻くことも減ってきます。

　Q3で述べたように何かをやめさせるより、何かを始める方が、たとえば薬を一日に何回も塗ったり、抗アレルギー薬を飲むとかを始める方がいいのです。

● ひどく掻く場合は

　治療がうまくいかず、痒みがとまらないためひどく掻くようなら、

主治医に相談して、薬の量や種類を変えてもらうことが必要です。またスキンケアについても相談してみましょう。痒くて掻くのはお子さんが悪い訳ではないので、怒ってはいけません。痒みがひどい時はシャワーを使うとか、掻くのを防ぐため長袖のパジャマにするとかの工夫をしてみましょう。

また症状には常に例外があって、「掻かない」時もあるのです。昼間運動して、疲れて寝たため掻かなかったとか、いろんな場合がありますので、あわてずに落ち着いてその時々の様子をみてあげて下さい。

● 掻いても叱らない

掻くことがやまなくても本人が悪いのではないとなぐさめ、掻くことが減ったらよく我慢したねと褒めればいいのです。それを積み重ねていくことで、治癒へ向かっていきます。治癒のベクトルが常に上を向くように工夫することです。

アトピー性皮膚炎は治らないという人もいますが、決してそんなことはありません。また対立するのではなく、親子で手を取り合い、協力し合って治療に臨むことで、かえって以前より親子関係が良くなることがあります。「病気」を否定的に考えることはないのです。

● 他の医療機関も受診

ひどい痒みが治まらず掻くことをやめないようなら、新しいことを始めてみることです。

新しい所、別の医院でみてもらうとうまくいくこともあります。そうすれば、これまでの治療もまた決して悪いものではなかったと納得することもあります。

つまり、「掻く」こと、とくに「強く掻く」ことは、ある意味で自傷

行為であるということは前にも述べましたが、そのことを否定的に評価するのではなく、どうすればましになるのか、うまくいくのか、希望をもって工夫を続けることです。

● **アトピーは治る**

なかなか良くならない子どもの症状をみて、親がイライラすることも解ります。しかしこの病気で一番辛いのは一体誰でしょうか。お子さん自身ですよね。もし治療がうまくいかないなら、主治医にも悩んでもらいましょう。親は少しは余裕をもって対処することが必要だと思います。

アトピーは治ります。どんな症例でもかなり良くなります。治療に積極的になることで、親子の会話も増えるようになればいいですね。

症例　7歳男児

アトピー症状がひどい。ステロイド軟膏を勧めると、母は「私が子どもの頃、ステロイドでひどい目にあったんです」と言うが、詳細については語らない。父も「妻がステロイドはやめてほしいと言います」と話す。ステロイドを使わない病院を受診している。症状はあまりよくなっていないが、「ステロイドを使わずに済んで嬉しい」と満足しているよう。かなり掻き傷があるが両親の意思を尊重している。かなりの難治例と思われる。

（佐野、高尾）

よく「じん麻疹」が出ます。じん麻疹とはどういうものでしょうか。

ヒスタミンによる痒み

じん麻疹とは、皮膚の中の小さな血管が一時的に膨らみ、血漿が染み出て、皮膚の一部が盛り上がったものです。一時的な症状です。

● **皮膚血管の膨隆**

　じん麻疹は皮膚の一部が突然に赤くくっきりと盛り上がり（膨疹）、しばらくすると跡かたもなく消えてしまう病気です。大きくなると中央は色が薄くなります。出現しても消え、また別の場所に出現します。痒みを伴い、チクチクした感じや焼けるような感じを伴うこともあります。

　皮膚の血管の周りにちらばっている「マスト細胞」（注1）と呼ばれる、顆粒（注2）という物質が詰まった細胞が何らかの理由で顆粒を放出すると、皮膚の中の小さな血管が一時的に膨らみ、血液の中の血漿と呼ばれる成分（血液から白血球、赤血球などの細胞成分を除いた液体）が周囲に滲み出て皮膚の一部が盛りあがった状態になったものがじん麻疹です。

　1日以上同じ形のままの場合はじん麻疹ではない可能性があります。

● **ヒスタミン**

　顆粒の中に含まれる主たる作用物質は「ヒスタミン」（注3）と呼

第5章　皮膚の症状──皮膚の症状を軽くみない

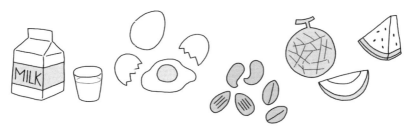

食物：牛乳・玉子・ナッツ類・果物

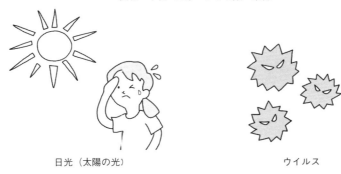

日光（太陽の光）　　　　　　　　　　ウイルス

図5-2　アレルギーを起こす要因となるもの

ばれるもので、それが血管の透過性を亢進したり痒みを起こしたりするので、治療には抗ヒスタミン剤が使われます。経口薬は効果がありますが、外用薬では効果はあまり望めません。痒い部分に冷たいタオルを当てて冷やすことも痒みには効果があります。

　原因は食物、ウイルスなどの感染、熱・冷感・日光、皮膚の擦過、精神的ストレス等、色々考えられていますが、原因が確定されないことも多くあります。内臓の不調が原因の場合はほとんどありません。

　マスト細胞を刺激する方法もアレルギー性（注4）と非アレルギー性があります。サバ等を食べた時のように同じ物を食べても日によって出たり出なかったりする場合は、身体の調子により消化・吸収力が

変化するためで、非アレルギー性に起こっていることが多いのです。

　何らかのストレスがもとになったじん麻疹や慢性のじん麻疹は精神的ストレスに左右される場合が多いようです。またじん麻疹の痒さでイライラしてくると身体からこころの方向への影響を考える必要がありますので、Q3を参考に対応してください。

症例　10歳男児

　以前（3年から4年前）から時々、軽度のじん麻疹が出る。特に思いあたる原因はなかったが、アレルゲンとして気になる食物があったので採血検査した。しかしIgE（RAST法）（注5）は陰性であった。2日から3日薬をやめると、やはり軽度のじん麻疹が出る。

　母親は心配して、抗アレルギー薬の長期服用を希望。服薬中の薬に、眠気も含め副作用はない。それでは、この児のじん麻疹に心因性のものが何かあるのかというと、思いあたることは何もないとのこと。治療の終了時期については未定。母は心配しているが、患児自身は、服薬のこともじん麻疹の症状についてもあまり気にしていない。

注1　マスト細胞　ヒスタミンの入った顆粒を持っていて、外からの刺激でそれを周りに分泌する白血球。
注2　顆粒　白血球を顕微鏡で見た時に、細胞の核の外にある、様々な色・形をした粒のこと。中には様々な物質が入っていて、細胞から外に放出された時に色々な働きをする。その中にはアレルギー反応に関係するものがある。
注3　ヒスタミン　動物の組織内に広く存在する化学物質。普通は不活性状態にあるが、ケガや薬により活性型となり、血管拡張を起こし（発赤）、不随意筋を収縮する（喘息発作）。また痒みや痛みの原因となるともいわれる（じん麻疹）。過剰に活性化するとアレルギー症状の原因となる。中枢神経系では覚醒作用を持っており、抗ヒスタミン薬が眠気を起こすのは覚醒を抑えるためである。

> **症例　14歳女児**
>
> 　腹痛で受診し不登校が続いたので、当時、筆者が在職していた病院に入院して付属の養護学校に通うことになった。しかし入院生活になじめず、よく不満を述べていた。ある夜、彼女は病院を逃げ出したが見つかって、看護室に連れ戻された。その時、全身にじん麻疹が出た。翌朝、筆者が診察した時も少し残っていたが、それ以後の再発はなかった。

（佐野、高尾）

注4　アレルギー性　身体には、ウイルスや細菌などの異物が入ってきた時に体内に「抗体」を作り、これら外敵を取り除こうとする「免疫」という仕組がある。この免疫の仕組が、食べ物や花粉など身体に害を与えない物質であるにもかかわらず、自分自身の身体に有害な物質と誤って判断し、攻撃をし過ぎる結果、逆にマイナスの症状を引き起こしてしまうことがある。このように本来は身体を守るはずの反応が、自分自身を傷つけてしまう場合にアレルギー反応と呼ぶ。自分自身に害を与える場合は自己免疫性疾患と言い、関節リウマチ・甲状腺機能亢進症・潰瘍性大腸炎など難病と言われているものも多くある。

注5　IgE（RAST法）　免疫グロブリンE（IgE）の検査法の一つ。アレルゲンの可能性がある物質と血清を合わせ、IgEの量が多くなるかをみて、アレルゲンを特定する。

第6章

こころの問題との繋がり

——"しんどい"の中味

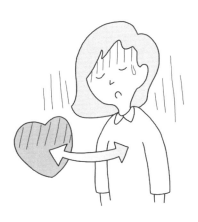

午前中は頭痛やだるさを訴えて学校を休むのですが、夕方からは元気に遊んでいます。怠けているのでしょうか。

起立性調節障害

午後に症状が軽快するため、「なまけ」と誤解される場合があります。ストレスによる自律神経の乱れが原因なので、診察によってこの病気かどうか見分ける必要があります。

● 午前中にひどくなる

　確かに頭痛やだるさなどの訴えは、目に見えて解るものではないので、周囲は「なまけ」と思うことが多いと思います。

　さらに学校がある午前中はしんどいと言いながら、夕方からは元気に遊んでいる姿を目にしてしまうと、この子は怠けているのではないか、という思いは、当然強まります。

　しかし、そのような一見すると「なまけ」と思われる病気が存在します。それは「起立性調節障害」（Orthostatic Dysregulation／以下OD）という病気であり、症状は頭痛、倦怠感、めまい、立ちくらみ、動悸、起床困難などになります。これらの症状は午前に強く、午後になるにつれて徐々に改善していきます。

● 起立性調節障害と周囲

　ODは自律神経が関与する身体疾患です。自律神経が関与する疾患は、心理社会的なストレスの影響を受けやすいため、身体疾患ですがストレスにより症状が悪化したり改善したりする、心身症とされてい

第6章　こころの問題との繋がり──"しんどい"の中味

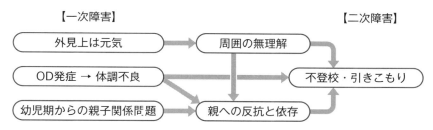

図6-1　心理社会的問題の起こり方

日本小児心身医学会編　『小児心身症ガイドライン集改訂第2版』『小児起立性調節障害診断・治療ガイドライン』南江堂　p44、2015。

ます。

　子どもの訴えが続くようであれば、近隣病院でODではないか診てもらう必要があります。ODは起立負荷試験（起立時の血圧・心拍の変化をみる検査）で診断することが可能です。

　ODに対する対応としては、周囲の理解がとても大事になります。

　子どもは様々な症状がなぜ起こるのか理由がわからず不安になっています。家族は、これらの症状を精神的なもの、気持ちの問題と考えて子どもをネガティブに捉えがちで、子どもにさらにストレスを与えます。親子ともに、気持ちの問題ではなく、ODという身体疾患により様々な症状が出ているのだと理解することは、とても大事なことなのです。

　また、周囲の無理解は、子ども自身が周囲に対して不信感を持つようになり、その結果、精神不安定、家族関係の悪化、社会からの孤立、ひいては長期の引きこもり、といった二次障害に至ることもあります（図6-1）。

　OD症状は、日内変動（午前中に症状が強いが、午後からは改善する）だけでなく、季節変化（一般的に春から夏に悪化する）や、気圧・気温変化（雨や台風で悪化する）があるので、理解して対応する必要があります。（吉田）

起立性調節障害と言われたのですが、身体はどうなっているのですか。

血液循環調節機能の障害

 血液循環調節機能の障害のために、自律神経のバランスがくずれています。まず非薬物療法から始めます。

● **原因は自律神経**

　血液循環を調節する機能の障害により、起立性調節障害は起立時の血液循環調節機能の障害のために、脳など上半身の各臓器への血流低下が起こり、それが症状出現の原因となります。

　この血液循環調節機能の障害の主な原因は自律神経です。自律神経には恒常性維持という、臥位でも立位でも心拍や血圧を一定に保つ働きがありますが、思春期は自律神経のバランスが崩れやすく、恒常性維持の機能が弱まってしまうのです。他に、生活リズムの乱れや、身体的・心理的な過剰なストレスでも自律神経のバランスはくずれます。

　循環調節障害の他の原因として、体内の水分量不足も挙げられます。循環血液量が少ないと起立時の血流低下が起きやすくなるからです。

● **非薬物療法**

　以下に循環動態の異常に対する、薬を用いない治療法を示します。

① 起立時には30秒ほどかけてゆっくり立ち上がることを心がけ、

急な脳血流低下を防ぎます。

② 起立中に足踏みをしたり、両足をクロス（交差）して、足の血液貯留を改善させることで血圧低下を防ぎます。

③ OD症状出現時には、血流低下を改善させるため身体を横にします。

④ 身体を横にしたままで日中過ごすと、起立に対する循環調節機能が刺激されずに悪化するので、症状がなければ頭を起こして過ごすように心がけます。

⑤ 気温の高い所は末梢血管を拡張させ血圧を低下させるので避けます。入浴後のOD症状悪化もこれによるものなので、症状が強い時は長湯は控えます。

⑥ 規則正しい生活リズムを心がけます。

⑦ 身体的・心理的ストレスについて話し合い改善方法を一緒に考えます。

⑧ ストレス発散方法を多く持っておきましょう。

⑨ 循環血液量の低下を改善させるため、1日1.5リットルの水分摂取と1日10〜12gの塩分摂取が推奨されます。

⑩ 膝下までの着圧ソックスを朝起きてから履くことで足の血液貯留を防ぎます。

これらの対応で症状が改善しない時は、薬物療法の併用も考慮します。薬物療法としては、血圧上昇、体水分貯留、頻脈抑制を目的とした薬物の他、漢方薬や抗不安薬も適宜用いられます。（吉田）

起立性調節障害にはいくつかのタイプがあるそうですが、どのように違うのですか。

サブタイプの判定

 起立性調節障害には4つのサブタイプがあり、それぞれに合わせた薬の選択が必要です。また、心身医学的アプローチがとても重要になります。

● 4つのサブタイプ

　起立性調節障害には4つのサブタイプがあり、起立時の血圧・心拍の反応パターンにより分類されます。

　「日本小児心身医学会」が発表したOD診断・治療ガイドライン（注1）に示される診断アルゴリズムでは、表6－1に示すOD身体症状11項目中、3項目以上当てはまるか、2項目であってもODが強く疑われる患者さんに対して、貧血や甲状腺疾患などの症状が類似する他の病気を除外した後に、起立試験が実施されサブタイプ判定がなされます。

　4つのサブタイプ（起立直後性低血圧、体位性頻脈症候群、血管迷走神経性失神、遷延性起立性低血圧）を以下に詳述し、その起立時の血圧・心拍の反応パターンを図6－2、6－3に示します。

　① 起立直後性低血圧（instantaneous orthostatic hypotension：INOH）
　起立直後に強い血圧低下および血圧回復の遅延がみられます。
　② 体位性頻脈症候群（postural tachycardia syndrome：POTS）
　起立中に血圧低下はないが、著しい心拍増加がみられます。

表6-1　OD身体症状11項目

1．立ちくらみ、あるいはめまいを起こしやすい
2．立っていると気持ち悪くなる。ひどくなると倒れる
3．入浴時あるいは嫌なことを見聞きすると気持ちが悪くなる
4．少し動くと動悸あるいは息切れがする
5．朝なかなか起きられず午前中調子が悪い
6．顔色が青白い
7．食欲不振
8．臍疝痛をときどき訴える
9．倦怠あるいは疲れやすい
10．頭痛
11．乗り物に酔いやすい

③　血管迷走神経性失神（vasovagal syncope：VVS）

起立中に突然に血圧低下ならびに起立失調症状が出現し、意識低下や意識消失発作を生じます。

④　遷延性起立性低血圧（delayed orthostatic hypotension：De-OH）

起立直後の血圧心拍は正常ですが、起立3分から10分を経過して徐々に血圧が低下します。

また、これら4つのサブタイプの他に、新しいサブタイプとして、hyper-response型（起立直後に著しい血圧上昇を示す）、脳血流低下型（起立直後の血圧・脈拍に異常なく、脳血流が低下する）も報告されています。

● サブタイプの症状

①　「INOH」は起立直後の立ちくらみ、めまい、浮遊感、頭痛などが特徴。

②　「POTS」は起立直後の立ちくらみは顕著ではなく、頭痛や倦怠感が強い。

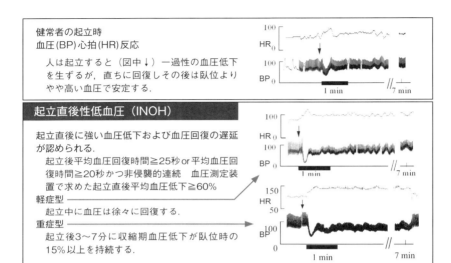

図6-2 起立性調節障害のサブタイプ（動脈系）

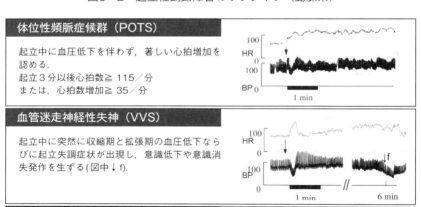

図6-3 起立性調節障害のサブタイプ（静脈系）
一般社団法人日本小児心身医学会ODワーキンググループ作成。

③ 「VVS」は起立中に失神することが特徴で、朝礼で倒れる子どもたちはこれに相当します。
④ 「De-OH」は起立後徐々にOD症状が出現してきます。

● 障害部位
「INOH」は動脈系の異常によって起こります。起立直後の血圧低下のため、動脈系の血管収縮が不十分となり、血圧回復が遅延します。
「POTS」は静脈系の異常によるものです。動脈系に問題がないため起立後も血圧は維持されますが、静脈系の血管収縮が不十分であるため心臓へもどる血液量が減少し、頻脈となります。
「De-OH」と「VVS」も、静脈系の血管収縮が不十分であるため心臓へもどる血液量が減少し、血圧低下をきたします。

● 治療方法
薬物療法については、血管収縮作用をもつ塩酸ミドドリン（注2）が第一選択薬となります。「POTS」では頻脈に対して心拍抑制効果があるβブロッカー（注3）を併用することもあります。その他症状に合わせた薬剤選択がなされます。しかし、OD診断・治療ガイドラインにも示されているように、薬物療法だけでなく前述した非薬物療法も含めた心身医学的アプローチがとても重要になります。（吉田）

注1　日本小児心身医学会編　『小児心身医学会ガイドライン集改訂第2版　小児起立性調節障害診断・治療ガイドライン』南江堂、p25－85、2015年。
　　　『小児起立性調節障害診断・治療ガイドライン（改訂版）』一般外来向け。一般社団法人日本小児心身医学会ODワーキンググループ作成。
注2　塩酸ミドドリン　血管収縮による血圧上昇作用をもつ薬剤。
注3　βブロッカー　頻脈を抑制する作用をもつ薬剤。

起立性調節障害の治療を受けて血圧の反応は改善したのに、症状や行動はほとんど変わりません。どうしてですか？

症状が変わらない

 治療が効果を現わすにはおよそ8週間かかります。それでも効果が出ない場合、人間関係のトラブルや学業の遅れが根にある場合があります。

● 治療効果が出るまで

　血圧の反応が改善しても、自覚症状として効果が認識されるまでには、日常生活機能が徐々によい状態となり、その結果、運動機能や食生活が改善し生活リズムが回復することが必要だと考えられます。それまでに必要な期間は経験的に8週間と言われています。

　周囲の無理解などにより二次障害としての引きこもりになっている状態では、周囲の理解だけでなく、自尊感情や自己効力感の回復も必要になるので、さらに時間が必要になることもあります。

　前述の塩酸ミドドリンの最大効果発現期間は服薬4週目です。効果を感じないからといって怠薬しないように、4週間は服薬を続けるよう勧めましょう。

　それでも症状や行動が改善しない場合には、学校に対して強い忌避感がある可能性があります。その原因としては、人間関係でのトラブルや学業の遅れなどがあげられます。

第6章 こころの問題との繋がり――"しんどい"の中味

● 一人で抱え込まない

　人間関係のトラブルについて、家族に迷惑を掛けたくない子たちは一人で抱え込んでいるかもしれません。乗り超えるためには、担任や友達の力を借りるのがいい場合もあります。友達の存在は孤立しがちな状況ではとても大切ですので関係を絶やさないように努めましょう。

　学業の遅れについては、通常学級ではなく別室登校や放課後登校で個別に勉強を教えてもらいながら通常学級に戻るのも学校が対応可能であれば有効です。また、どうしても学校への登校が困難な様子であるならば、各市町村にある適応指導教室を利用するという方法もあります。適応指導教室を利用することで、規則正しい生活を取り戻し、身体活動度を増やすことで症状の改善がみられることもしばしばあります。

　不登校が続く場合に、注意しなければいけないことは発達障害の問題です。コミュニケーションの問題を起こしやすい「自閉症スペクトラム障害」や、周囲とのトラブルや課題に集中して取り組めないといった問題が生じる「注意欠如／多動性障害（AD／HD）」や「学習障害（LD）」などの評価も必要となります。

　また、発達障害をもつ子は自尊感情や自己効力感が低下しやすく、これらに配慮した関わりも必要になります。（吉田）

コラム　**自尊感情と自己効力感**

　起立性調節障害を初めとする心身症や発達障害の子をサポートする際に、自尊感情（自己肯定感とも呼ばれる）と自己効力感はとても重要なキーワードです。それぞれについて説

明します。

● **自尊感情・自己肯定感**：自尊感情・自己肯定感とは、自分の存在を自らが意味あるもの、価値あるものとして認めることです。

● **自己評価**：自己評価とは他者からの評価を内在化したものであるため、他者から受け入れられている、あるいは他者との良好な関係をたもっているという感覚は、自尊感情を高めることに繋がります。

　褒める事も自尊感情を高めるために重要なことです。しかし、褒めてばかりで厳しく鍛えられなければ、ストレス状況に抵抗力のない、ひ弱な人間になってしまいます。大事なことは、相手に対して思いやりをもって、褒めたり叱ったりを本気でしてあげることです。

● **自己効力感**：自己効力感とは、ある結果を生み出すために必要な行動をどの程度うまくできるかという予期のことであり、言い換えれば、「きっと何とかなるさ」と思えることです。

　自己効力感を高めるためには成功体験が必要ですが、失敗する確率の低い簡単な課題ばかりで形成されたやわな自己効力感では、困難な課題の前ではすぐに挫折し役に立ちません。たくましい自己効力感を身に付けさせるためには、周りの大人が子どもの失敗を恐れずにいること、そして、失敗しても諦めずに粘って頑張らせることが重要です。（吉田）

線維筋痛症と言われたのですが、どういう病気ですか。

疼痛性疾患

この疾患は、わが国では約200万人の症例があり、小児期での発症数はおよそ5万人から10万人です。心理的アプローチで改善することもあります。

● **若年性線維筋痛症（JFM）**

若年性線維筋痛症（Juvenile Fibromyalgia／以下JFM／線維筋痛症は、以下FM）は、発症は10歳前後で男女比は1対4～8と女児に多い傾向があります。全身疼痛（とうつう）は全例にあり、慢性疲労感も高率で認めます。この疾患には「アロディニア」という症状が特徴的で、通常では痛みが起きない程度の刺激によっても、痛みが生じることがあります。これらの症状は3か月以上の長期にわたり、その経過で増悪や改善を繰り返すこともあります。小児例では比較的経過が良好で大部分が1年から2年以内に回復するという報告もあります。

JFMは1990年米国リウマチ学会（ACR）で18か所の特徴的な圧痛点が定められたのが始まりですが、さらに2010年にACRより新たな診断基準が提唱されています。JFMには圧痛点のみではなく種々の身体症候が併存することが多く、それらが診断要素に含まれました（図6-4）。しかしこれらは患者さん自身からの申告によるものなので、年齢的に訴えの信頼度が不確かな小児例では小児リウマチ性疾患など他の疾患の否定とともに客観的な圧痛点の確認が必要です。

近年では、機能的画像検査（functional MRI）によって、痛み刺激により中枢神経の疼痛関連領域が通常より活性化する所見が得られました。そのためFMの病態として「中枢性の過敏化（central sensitization）」、つまり痛みに対し中枢神経が過敏に反応してしまうことが考えられています。また遺伝的な要素が関与するとの報告もあります。

● JFMの原因
　長期欠席後に登校しなければならない、などのストレス負荷時に疼痛が強くなる一方で、自分が興味のあることに集中している時などストレスから解放されている時は症状が軽減するといった心理的な関与がみられることがあります。また特徴的な性格傾向としては完全主義やまじめ、几帳面、過剰適応などがあります。典型的なパターンとしては10歳頃までの性格形成期に母親に十分甘えられる状況になく、いわゆる「甘え下手」となり、頑張り過ぎてしまうことで自分の身体感覚や感情に気づきにくくなっている例があります。

● JFMへの対応
　FMの疼痛には一般的な鎮痛剤は効きにくい傾向があります。また現時点ではこの疾患に対して根治的な治療法は見出されておらず、鎮痛剤・漢方薬などの薬物療法は補助的な役割にとどまります。一方で、心理的アプローチによって症状の改善を認めることもあります。
　ご家族や周囲の対応としては、本人は実際に疼痛などの身体症状で悩んでいるため、「心の病気」「気の問題」とは決め込まず、まずは身体的な疼痛や症状の訴えに耳を傾けてもらうことが大事です。その上で、本人とともに、より症状が緩和される方法（冷却や加温など）や状況（就寝時や食事の間など）を探り、本人を取りまく環境の見直し（習

第6章　こころの問題との繋がり——"しんどい"の中味

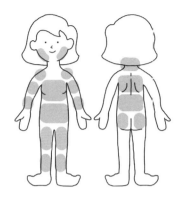

WPI：19箇所の過去1週間の疼痛範囲数										
顎	肩	上腕	前腕	胸部	腹部	大腿	下腿	頸部	背部	臀部
右	右	右	右			右	右		上	右
左	左	左	左			左	左		下	左
WPI　合計：									点		

以下の3項目を満たすものを線維筋痛症と診断する
・WPI 7以上＋SS 5以上またはWPI 3〜6＋SS 9以上
・少なくとも3か月以上症候が続く
・他の疼痛を示す疾患ではない

SS症候	問題なし	軽度	中等度	重度
疲労感	0	1	2	3
起床時不快感	0	1	2	3
認知症状	0	1	2	3
合計：				点

SS一般的な身体症状		0：なし	1：軽度	2：中等度	3：重度
筋肉痛	過敏性腸症候群	疲労感・疲れ	思考・記憶障害	筋力低下	頭痛
腹痛・腹部痙攣	しびれ・刺痛	めまい	睡眠障害	うつ症状	便秘
上部腹痛	嘔気	神経質	胸痛	視力障害	発熱
下痢	ドライマウス	かゆみ	喘鳴	レイノー症状	じん麻疹
耳鳴り	嘔吐	胸やけ	口腔内潰瘍	味覚障害	痙攣
ドライアイ	息切れ	食欲低下	発疹	光線過敏	難聴
あざが出来やすい	抜け毛	頻尿	排尿痛	膀胱痙攣	
合計：症候　　点　＋　身体症候　　点＝　　点					

* WPI：広範囲疼痛指数　　SS：症候重症度
　SSの一般的な身体症候の数については各施設にゆだねられている。

図6－4　『米国リウマチ学会の線維筋痛症予備診断基準』（2010）
西岡久寿樹がACR2010診断基準チェック表を日本人向けに一部改変。
日本線維筋痛症学会編　『線維筋痛症診療ガイドライン』2013　日本医事新報社　p7、2013。

い事や部活動が忙し過ぎないか、過剰なプレッシャーがかかる状況下にいないかなど)、リラクゼーション法を取り入れること、なども有効です。同時に症状に固執し過ぎることなく、普段の会話などを通して、自己認識や自己表現を促すことも重要です。(水谷)

慢性疲労症候群と言われたのですが、どういう病気ですか。

ひどいだるさ、疲労感

 精神神経症状が長期間持続し、日常生活をも困難にする病気です。ひどくなると、脳・神経系の機能に異常をきたします。

● 自律神経との関係

　慢性疲労症候群（chronic fatigue syndrome：CFS）とは、健康に生活していた人が、上気道炎などの罹患を契機に（あるいは明確な契機が解らないまま）、原因不明の激しい全身倦怠感に襲われ、それ以降疲労感とともに微熱、頭痛、脱力感や思考の障害、抑うつなどの精神神経症状などが長期に持続し、健全な社会生活が困難になる病気です（表6 - 2）。

　この疲労状態は休息では改善せず、日常生活での活動レベルの低下がみられます。小児では自律神経症状が高頻度でみられ、特に起立性調節障害が併存することが報告されています。まったく登校できない状態に陥った児童は復帰に少なくとも数か月以上要し、その10数パーセントが社会的な引きこもりに繋がるとも言われています。

● CFSは身体疾患か、精神疾患か

　CFSは感染を契機に発症することが多いため、脳内の神経炎症がその原因との考え方もあります。体内に存在するウイルスの再活性化や慢性感染症などにより種々の生体内化学物質の異常が起こり、それ

らが脳へ疲労情報を伝えたり、一部は疲労を引き起こす物質となり、脳・神経系の機能異常を引き起こすのではないかと考えられています。

同時に様々な環境要因（身体的・心理的・物理的〈紫外線や騒音など〉）や化学的なストレス（化学物質など）や遺伝的要因（ストレス感受性や抵抗性）が複合的に作用し、状態悪化に繋がることもいわれており、症状に対しては心身両面からのアプローチが必要です。

● CFSと線維筋痛症

前節の線維筋痛症とこのCFSの症状とを見比べると、とても似た疾患に思われるかもしれません。実際に併発例が多いとの報告があります。CFSでは疲労に注目していること、感染が契機になる例が比較的多いこと（ただし線維筋痛症でも感染が契機になることはある）、線維筋痛症では疼痛に焦点が当てられていることの相違点はあります。しかし、症状としてはオーバーラップしていることが多く、専門家の間でも同類の疾患群か議論のあるところです。

別の見方をすると、疲労感・疼痛・睡眠障害・認知症状・自律神経症状（起立時低血圧、めまい、動悸など）・微熱などの症状は、何らかの身体的もしくは心理的ストレスにさらされた際に、比較的出現する頻度が高い症状とも考えられます。

● CFSへの対応

病気の生物学的な原因が明らかであれば、根本的な治療法も確立されるのでしょうが、現在そこまでの病態解明はなく、症状が存在しても日常生活がより良く過ごせるよう、一人一人に合う環境調整・症状に合わせた薬物療法などを見つけていくことが重要です。前節の線維筋痛症への対応も参考にしてください。

表6-2 小児慢性疲労症候群の国際基準

I	臨床的検討により説明困難な、持続的あるいは再発性の過去3か月以上にわたる疲労であり、下記条件を満たすもの
	A 進行中の労作の結果ではない
	B 安静によって実質的に軽減されない
	C 結果として教育的、社会的および個人の活動が以前のレベルに比べて相当な減少がある
	D 少なくとも3か月の間、持続あるいは再発する
II	下記の古典的な症状が過去3か月において同時並行的に認められる（症状はおそらく疲労の発症に先立って認められる）
	A 労作後倦怠感・労作後疲労 特に激しい労作ということではなく、階段を上る、コンピュータを使う、読書などの行為で急速な身体疲労や認知力の疲労、あるいは他の症状が悪化するなど、回復が遅く、しばしば24時間以上を要する
	B 睡眠障害 疲労を回復できない睡眠、睡眠量及びリズムの障害、過眠（頻回の昼寝を含む）、入眠困難、早朝覚醒や昼夜逆転など
	C 疼痛 しばしば広範囲にわたる移動する疼痛（または不快感）、以下の少なくとも1つの症状を有する 筋・筋膜や関節の疼痛、腹痛、頭痛（目の痛み、羞明〈注1〉、胸痛、悪心・嘔吐を伴うこともある）
	D 神経認知症状 以下の項目から少なくとも2つの症状を有する ・記憶障害 ・問題点を絞り込む能力（焦点化）の低下、集中力の低下 ・的確な単語を見つけ出すことが困難 ・言いたいことをよく忘れる ・関心のなさ、思考の鈍麻、1度に1つのことしか集中できない、情報理解困難、思案の連続性を失う、数学などの教科の習得が困難になる
	E 他のカテゴリー 以下の3つのカテゴリーのうち2つからの少なくとも1つの症状を有する 1 自律神経症状；起立性低血圧、動悸、めまい、息切れ 2 神経内分泌系症状；熱感と四肢冷感、微熱、発汗、気温に対する耐性の低下、食欲不振または異常な亢進、体重減少 3 免疫性症状；インフルエンザ様症状の繰り返し、咽頭痛や咽頭不快感、リンパ節痛・腫脹（通常は軽度）、食物や化学物質に対して過敏な反応

注1 羞明 まぶしさに過敏な状態。

また、CFS・線維筋痛症ともに生体リズムのずれが関与するとの報告もあります。十分な睡眠は必要不可欠です。朝の起床困難が多いので無理矢理に起こす必要はありませんが、なるべく就寝時間は早めに一定に調整することを心がけてください。

最後に、CFSの症状を抱えた本人だけ、もしくは家族内だけで解決するには限界があります。医療機関で定期的な診察を受けることをお勧めします。診療科は、内科や小児科、神経内科、心療内科、精神科など多岐にわたりますが、本人が信頼でき、相談しやすい所が望ましいと考えます。長い目でフォローすることによって親子間や、本人自身に気づきや学びを得られることもあります。ご家族や周囲の方たちは焦らず見捨てず、完治もしくは寛解まで本人に併走していくことが望ましいと思われます。（水谷）

コラム　こころから身体の痛みへ——「学習性疼痛」について

「痛み」の原因には身体的要因だけではなく、心理的な作用が存在することがあります。その一つに「学習性疼痛」があり、臨床上対応が難しいことがあります。

これには、痛みをもつ本人がその訴えをすることで得られる報酬によってさらに痛みの訴えを繰り返す「オペラント学習型疼痛」と、生じた痛みを回避するために、たとえば足を引きずるなどの不自然な体勢により新たな痛みが出現するという「回避学習型疼痛」があります。さらに「オペラント学

習型疼痛」には次の4つのパターンがあります。

① 擁護反応　たとえば、痛みを抱えていた時、長年冷たかった配偶者などが優しく対応してくれ、以降その反応を引き出す手段として疼痛の訴えを繰り返すなど。
② 葛藤回避　人や環境に対し、何らかの不満や不快感（葛藤）を持っていた時に、たまたま痛みが生じると一時的に関心がそらされるため、これが報酬となり痛みに没頭する行動が持続するなど。
③ 家族システムの維持　両親が不仲で喧嘩ばかりであっても、痛みを訴えた時は両親が結託して医療機関に赴くなど、一時的に協力しあう状況があり、疼痛が消失すると、元の家庭環境に戻ってしまうため、無意識的に疼痛の訴えを繰り返してしまうなど。
④ 現実回避　家庭や社会生活に耐えがたい苦痛を感じている時に激しい痛みを伴う疾患があると、そのために現実から離れることができ、以後病変が治癒しても痛みが持続するなど。

心因性疼痛には、この「学習性疼痛」以外に、精神疾患に伴う疼痛などがあります。
疼痛が不自然に長期に及ぶ時や繰り返す場合には、身体的病変以外にこれらが複雑に絡まっていないかを紐解き、疼痛の訴えをさらに増強させないような環境調整が必要になることがあります。（水谷）

第6章　こころの問題との繋がり──"しんどい"の中味

38度近くの発熱がよくあります。検査を受けても異常はなく、本人も比較的元気です。こんなことはよくあるのでしょうか。

心因性発熱

発熱は病の信号です。検査で異常がない場合は、しばらく様子を見て再度別の病院で診てもらうこと、しかしあまり神経質にならないことです。

● 発熱の原因

　発熱の原因として考えられるのは、感染症、膠原病、悪性腫瘍です。熱型表(ねつがたひょう)（注1）を3日から7日分付けてもらいますが、原因が解らないこともあります。

　乳幼児に心因性発熱が起こりうるのか、十分注意と観察が必要です。検査に異常がなくても、どこまで検査したのかが大切で、生化学検査だけで、大きな変化がないから異常なしとは言い切れません。現在は原因が解らなくても、解る日がくるかもしれません。熱が4日から5日以内に下がるのであれば問題ないのですが、やはり非常にまれな疾患も含めて、入院治療する必要が出てくる可能性もあります。

● 「体温計信仰」

　水銀体温計の時代には「体温計信仰」のようなものがあって、37度以上あった場合には、感染症、特に結核などを心配していました。それは現在でも変わらないところもありますが、水銀体温計の時代には、子どもが体温計をこすったりして体温を上げている「詐熱(さねつ)」という問

171

題もありました。しかし今ではそれはなくなっています。

　質問に対する回答ですが、先に述べたように、どこまで検査したかで、その検査の範囲内では異常がないとなりますが、炎症反応があまり高くない場合は、肯定的にとらえていいと思います。本人は比較的元気とありますが、咳や鼻汁や下痢・腹痛、頭痛などの症状が何もなければ、普段通りの生活を続けてもよいと思われます。しかし熱が下がらないのであれば、他の医療機関で、別の目で最初から検査し直す必要があります。

● **異常がないという事実**
　検査は甲状腺ホルモンの検査のための採血、あるいは画像診断も必要となるかもしれません。さらに髄液や骨髄の検査も必要になるかもしれません。しかし、すべての検査に異常がない場合、それは「すべての検査に異常がない」という事実があるだけなのです。その場合にも、すぐに「ストレスだろう」とか「こころの問題じゃないか」とすることは筆者は正しくないと考えます。

　年齢にもよりますが、本当にストレスによって、時々発熱することがあるのか。そんな事実はないのかもしれません。また、もしその子に何らかの不快なストレス、たとえば「受験」や「転校」、あるいは「家庭における問題」などがあったとしても、本当にそれが「発熱」の原因であると証明するのはとても難しいと思われます。

　逆に、その子に思いあたる「ストレス」がないからといって、本当にその子の身体に影響を与えるような出来事がないと断定するのも、またとてもむずかしいことです。

　結論としては、以下のように考えます。

① 時々でよいので、定期的にかかりつけの病院に行ってみる。
② 不安になり過ぎても、安心し過ぎてもよくない。
③ 必要なら他の医療機関にも相談してみる。
④ 必要なら、熱が下がるまでしばらく入院する。
⑤ 入院しても「どこも悪くない」と診断されたら、そこで初めて、「こころ」なるものが症状形成に関与しているかもしれないと考えて、小児心身症の専門医に相談してみる。

そして症状がよくならなくても、普段通りの生活を続けていくことが必要です。要するに長期的に経過を見ることが大切なのです。

● 代理ミュンヒハウゼン症候群
　また「心因性発熱」については、病気そのものは増えていませんが、周りの社会環境等の変化によって、子どもに故意に加えられるものもあります。たとえば以下のようなことがありました。

　「代理ミュンヒハウゼン症候群」という病気があります。「ミュンヒハウゼン症候群」が自身の身体を傷害するのに対し、「代理ミュンヒハウゼン症候群」は自分の子どもなど、他の人を傷害する疾患です。1977年に英国で発表されたこの疾患は、自分の子どもの尿に異物を混入させ、検査値を異常にしたり、同じく点滴液に異物を混入させ発熱させたりして、入院や通院をさせるという症例です。子どもを病気にすることで、他人から同情してもらいたい、家事から解放されたいという動機がそこにはありました。

　このような極端な例でなくても、母親の「病気」というものに対す

る考え方、感じ方が、子どもの入院や治療に大きく影響してきます。

　心配性の母親は、子どもに発熱がなく鼻汁が出ているだけにもかかわらず、毎日通院して来ます。逆に楽天的な母親は、少々は大丈夫と考え、発熱が４、５日続いて、初めて来院します。

● **子どもの病気の変化**

　ヒブ（インフルエンザ菌）、肺炎球菌、４種混合（ジフテリア、百日咳、破傷風、ポリオ）、ロタウイルス（乳幼児に多い急性胃腸炎）などいろんなワクチンを接種することが増えたため、子どもが細菌感染で熱を出すことはほとんどなくなりました。その代わりに、ノロウイルスの腸炎とか、手足口病（注２）などが増えてきました。いくら医学が発達しても、急速進行性のウイルス疾患には無力なのです。そのため、死亡例もゼロにはなりません。ただ、重症の入院患者は減っています。小児の細菌感染症が減ったため入院する子どもが減少し、それによって軽症の子どもでも入院させないと病院の経営がうまくいかないというケースも、ままありえます。

● **社会の劣化・親の劣化**

　一方で救急患者が異常に増えています。小児科医が足りずに困っている地域もたくさんあります。被虐待児の受け入れ先がなくて、病院に長期入院させるというケースが増えています。母親が働くケースが増えている現在、保育所が足りません。またなんとか保育所に入れても、他の子どもから病気をうつされ発病を繰り返すこともあります。死亡者が出ると大きく報道されたりするので、幼稚園や保育園も子どもの健康管理に神経質になり、「受け入れ」がスムースにいかない場合もあります。

第6章　こころの問題との繋がり──"しんどい"の中味

　社会が自分の子どもだけでなく「子ども全体に優しい社会」になるように努力する必要があります。「人をいじめてはいけない」と言いながら、テレビ番組には明らかに"いじめ"と思われるような内容がたくさんあります。大人社会の劣化、政治の劣化には目を覆いたくなるような状況が続いています。

　また、子どものケガなども増えるのではと思われます。親が子どもを見ずにスマホを見ながら歩いている光景をよく見掛けます。子どもと親がかなり離れて歩いている光景はとても不安です。

● **こころの余裕**

　子どものアレルギー疾患、特に食物アレルギーは、今後ますます増えてゆくと思われます。現状では、卵、牛乳、小麦、大豆、ピーナッツ、果物等、色々な食物がアレルギー反応を起こすと言われています。

　また親、特に母親のうつ病や睡眠障害、アルコール依存症もこれから増えてゆくと考えられます。子どもの貧困率は、先進国の中では日本は非常に高く、今後もさらに増加すると言われています。

　今の子どもたち、お母さんたちは、ある面で大変な時代を生きています。大人が不幸だと子どもはより大きな犠牲者になってしまいます。

　子どもの「発熱」の原因は、「目の前にある」直接の病気にだけでなく、「遠いところ」にある場合が多くあります。

　それを具体的に解決するためには、子どもが発する「信号」を受け取るこころの余裕が必要です。（佐野）

注1　熱型表　体温の毎日の変化と体調などを記す表。体温表とも。
注2　手足口病　エンテロウイルスやコクサッキーウイルスが原因で主に夏に起きる発熱疾患。最初に口腔内や手、足の甲や足裏に水疱ができる。5歳以下の幼児に多いがまれに大人も罹患する。口内炎が起こり苦しむこともある。

コラム 低身長は治療が必要？

　最近テレビで、「低身長に気づいて早く治療を開始しましょう」というキャンペーンが行われていますが、低身長の何が問題なのでしょうか。自動販売機をはじめとする社会の手続きをする場所に手が届かなくて不便だから、という意見も聞いたことがあります。人が集まった時に埋まってしまって苦しくなったり見えなかったりする不利がある、という意見もあります。

　でもこれらのことは最近のバリアフリーの流れを考えれば、工夫と周りの人の理解で避けられることではないでしょうか。成長ホルモンの、身体を修復する働きから必要ということも言えますが、実は背は低い人ほど長命という調査結果もあります。また成長ホルモンが糖尿病を起こしやすくするというマイナスに働くこともあります。

　結局は見た目の評価価値の影響が大きいのです。それに世の中には成長ホルモンで身長の伸びない人もいます。そうすると成長ホルモンで身長が伸びる人だけが伸びて、そうでない人がそのままだと、結局平均身長は高くなってしまいます。その結果、今まではそれほど目立たなかった身長があらためて「低い」ということになってしまいます。身長が低いことが問題なら、なにも解決になっていないともいえます。こう考えてみると、最近の低身長治療キャンペーンには疑問点もあるようです。（高尾）

第7章

排泄の症状

―― 尿と便

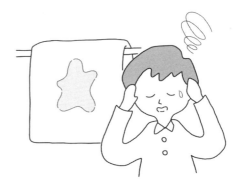

4歳の息子ですが、今もおねしょをします。
これからの生活は大丈夫でしょうか。

5歳児以前、以後の夜尿

 夜尿症の定義はありますが、絶対的なものではありません。小学校入学以降の夜尿では、他の疾患が隠れている場合があります。

● 夜尿症の定義

そもそも、おねしょ（夜尿症）とは、どういう状態をいうのでしょうか。まず日本夜尿症学会が出している定義「夜尿症ガイドライン2016」を見てみましょう。

① 5歳以上の小児が就眠中に間歇的に尿を漏らす。
② 昼間のおもらしの有無や頻尿などの症状があっても構わない。
③ 1か月に1回以上の夜尿が3か月以上続く。

となっています。この定義からすると、息子さんはおねしょ即ち夜尿症ではないことになります。しかし上の定義も研究のために作られたもので絶対的なものではありません。

そもそも夜尿症が問題になるのは、「集団生活で困る」「周りが臭いを嫌がる」「布団がいたむ」等の社会的な要素、生活面での障害があって問題になっているのです。

夜尿によるかぶれの問題にしても、下着をつける習慣があるからか

もしれません。

　子どもが恥ずかしがるのも、夜尿に対する周囲からの負の評価のためです。「子どものためにしている」と思っていることが決してそうではないという、冷静な見方も必要です。

　上記の定義で対象年齢を5歳以上としているのは、平均的な発達の子どもでは5歳頃に夜尿がなくなっていることが多いからに過ぎません。つまり暦の上では5歳でも全体的な発達が遅れがちな子どもの場合は、おねしょを止める工夫よりも、吸収の良いオムツを使うなど、おねしょの結果で困る時の工夫が必要です。逆に言えば、5歳未満の子どもの場合はおねしょの結果で困る点を周りが工夫して解決することが優先されます。

● **就寝中の排尿**

　小学校に入っても夜尿が続く場合は小児科で相談して、学校や家での様子をみて、場合によっては発達検査で発達の評価を受けたほうがよい場合があります。それが、夜尿以外にも困っていることへの支援のきっかけになることもあります。

　夜尿症は遺伝的な影響（注1）が大きく両親のどちらかに夜尿症があると5倍から7倍、両方にあると11倍と、そうでない両親の子どもより夜尿症になりやすいという報告があります。現在、親に夜尿がなければ、同じような経過で夜尿症は良くなっていくと期待できます。

　就寝中に間歇的に尿を漏らす場合、昼間にまったく問題がなければほとんどが夜尿症と考えてよいのですが、昼間にもおもらしがあると、稀には以下のような病気の場合があります。

① 水分摂取量が多く、そのため起きている間もおしっこが近い：

尿崩症（注2）、糖尿病、心因性多飲症。

②　起きている間もおしっこが近い：尿路感染症（発熱がある場合があります。ただ、何か月も続くことはありません。寝ている時におしっこが近くないのであれば、心因性の頻尿が考えられます）。

③　いつもパンツがぬれている：二分脊椎症（注3）・脊髄髄膜瘤（おしりのまん中あたりに窪みや多毛が見られることがあります）などの脊椎の奇形に加えて④の場合もあります。

④　おしっこの出る位置が普通と違う：異所性外尿道口（おしっこが流れて外へ出てくる位置がペニスの先や膣口と陰核の間にない場合）。

いずれにしても乳児期から1か月以上とまることのない就寝中の排尿の場合は、対応に急を要する場合でも尿検査ですぐに解ります。そうでない場合も、経過を見て疑いの出てきた時点での検査で十分間に合います。（高尾）

注1　遺伝的影響　親から子に病気などが遺伝する場合、なるかならないかという二者択一（色覚異常、血友病等）ではなく、いくつかの遺伝子が関係しているので、親から子にはそうなりやすい傾向（身長、糖尿病罹患等）のみが伝わっているということ。

注2　尿崩症　尿が必要以上に出過ぎて脱水の症状を起こしてくる病気。脳からのホルモンの異常や腎臓自体の異常が原因になる。

注3　二分脊椎症　脊椎骨（背骨を作っている骨）が筒型に閉じず、背中側に隙間の空いた状態が残っている先天的な異常。そのために筒の中を走る脊髄（脳と末梢神経、末梢神経と末梢神経を繋ぐ）に異常が出る場合がある。

第7章　排泄の症状——尿と便

 今年小学校に入学しますが、まだおねしょをしています。また小学校の「お泊り研修」があるのですが、参加できるでしょうか。

行きたい所には行けるように

 5歳以上の子のおねしょでもそう深く問題視しないようにします。注意しながら、学校等の「お泊り行事」に参加できる工夫をします。

● 1次性夜尿と2次性夜尿

　約10パーセントの小学校1年生はおねしょをしていると言われています。それにもかかわらず「自分の子どもだけが遅れている」と一人で不安に思っているお母さんがたくさんおられます。というのも「うちの子はおねしょで困っているんです」などと同級生の親同士で話すことは恥ずかしいため、情報が少ないからです。Q1で述べたように、2016年の「夜尿症診療ガイドライン」では5歳以上を夜尿症と呼ぶことになっていますので、保育園の年少組までは夜間のおもらしがあっても定型的な発達をしていると考えてください。

　おねしょ即ち夜尿には6か月未満しか消失期間がなかった「1次性夜尿」と、6か月以上消失していたのが再発する「2次性夜尿」があります。小学校入学前後に再発したような「環境の変化」でぶり返した2次性夜尿の場合は、入学に向けての本人や家族の緊張から尿を我慢しにくくなったという精神的な影響も考えられます。つまり、大人でも大切な面接の前には緊張のために膀胱拡大への反応が過敏になってトイレが近くなるのと同じです。

● 1次性夜尿

　乳児期には、排尿は尿が溜まると意識的でなく反射的に起こっているのですが、成長とともに夜の尿量が少なくなり、意識的に排尿したり、排尿反射を抑制する神経が発達してきます。この変化が周囲の期待よりもゆっくりしている時に「1次性夜尿」と呼ばれるのです。育て方や精神的な問題ではありません。精神的な関与があるとすれば、周囲の夜尿に対する反応が原因です。

　2次性の場合と同様に、「おねしょをする子」に対する親の拒否的な態度や、周囲の負の評価（しつけができていない等）に対する両親の反応により、緊張で膀胱が過敏になるために夜尿が出やすくなります。

　その意味では、「もうすぐ1年生だから、ちゃんとしつけなければ」と焦ることは、逆効果です。入学までは学校生活の生活リズムを付けながら小学生になることを親子で楽しみにして生活し、夜尿がなかった時にはご褒美（「すごいねえ」と声をかけることだけでもご褒美です）をあげるのがよいでしょう。しかし小学校入学後は、改善率が下がり高学年まで残る子どももいるので、その場合は小児科で相談してみましょう。

● 「お泊り行事」への工夫

　夜尿で相談に来られるきっかけとしては、「お泊り行事」が近付いてきたという場合が多くあります。家以外で眠る時は、睡眠が浅くなるためか夜尿をしないことが多いのですが、子どもがおねしょを気にして行事への参加をためらっている場合には、次のような工夫をしてみましょう。

① 何らかの理由を付けて、先生と同じ部屋に寝る。

第7章　排泄の症状——尿と便

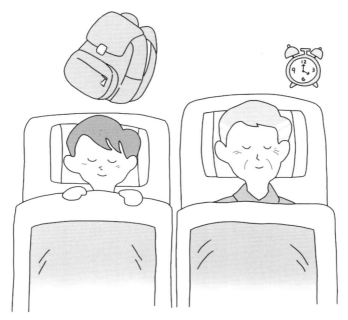

図7-1　先生と一緒
「お泊り行事の日」は先生と同じ部屋で寝る工夫も。

②　夜尿のある時間に先生に起こしてもらう。
③　吸収力の大きい尿パッドを縫い付けたパンツをはいてゆき、替えのパンツも持っていく。
④　夕食後の水分は控える。
⑤　生活リズムや睡眠リズムを整える。

　これらの工夫をして、子どもの希望する「お泊り行事」に参加できるようにしてあげてください。（高尾）

おねしょの治療法にはどのような ものがありますか。

起こさない・怒らない・焦らない

 「夜尿症が自尊心を低くする」という報告がありますが、実際は夜尿の影響ではなく、周りの評価が子どもの自尊心を傷付けているのです。

● トイレのトレーニング

　普通の夜尿症であれば成長とともに治癒していく場合が多いのですが、0.5から数パーセントは大人まで持ちこすといわれます。特に毎日、夜尿がある場合に、その傾向が強くなります。子ども時代においても精神的・社会的な困難を感じることが多く、自尊心も低くなりがちだと報告されています。

　しかしこの困難さや自尊心の低さを生むのは夜尿自体の影響ではなく、それに対する周囲の評価が大きく影響していることを忘れてはいけません。しかし、子どもが実際に夜尿で苦労している事実や、治療介入により明らかに消失が早まることが報告されているので、治療することの意味はあります。ただ5歳未満の子どもや発達のレベルが5歳に達していない場合の子どもは一般的なトイレの仕方とそのトレーニングが中心になります。

● 三つの原則

　治療を考える前に夜尿の原因として考えられている3つの機能的な

障害をあげておきます。

① 夜間多尿：抗利尿ホルモンの日内変動の成長が遅くて、就寝中に十分な分泌が出来ていないために、尿が夜間にたくさん作られます。
② 排尿筋過活動：膀胱に尿が溜まると反射的に収縮して排尿しますが、それが過敏なために十分に溜まるまでに排尿し、結果として膀胱の成長も遅れてきます。大きくなればそれだけ多くの尿を溜められるのですが、子どもの場合、少ない量でも膀胱がいっぱいになって排尿してしまうのです。
③ 覚醒閾値の上昇：睡眠中に眼が覚めるために、必要な膀胱からの刺激量が大きくなるので覚醒しにくくなることです。脳から膀胱に伝えられる排泄を抑える神経の活動が覚醒していないと働きにくくなります。

これらを基礎にして治療が考えられます。
さらに三つの原則があります。

① 起こさない：睡眠リズムが乱れて抗利尿ホルモンの分泌の成長がうまくいかなくなります。
② 怒らない、罰を与えない：自分の意志で決められないことで怒られるのは理不尽なことです。子どもの自尊心を損ない親子関係も悪化します。また怒られて緊張することで膀胱の反応を過敏にしてしまいます。
③ 焦らない：親子関係にマイナスになるので他の子と比べないようにしてください。

● 「排尿記録」を付ける

　最初は排尿記録を付けることから始めます。夜尿の時間・回数・量を記録します。これで回数が少なくなり、時間が朝にずれてきて量も減ってきたら治癒が近づいています。この際に夜尿がなかった日に○印をつけて、月ごとの○の数に応じてご褒美をあげる、「カレンダー法」も効果があります。

　同時に生活での工夫をします。まず一日の生活リズムと睡眠リズムが一定になるようにします。起床時間は早くする方が朝の排尿は起床後ですので効果的です。午前中になるべく多めに水分を摂るようにして、夕食後の水分摂取をできるだけ我慢して就寝前には完全に排尿します。

　また睡眠中に身体が冷えないようにします。入浴は就寝時間に近くして、入浴剤で十分に温まります。膀胱を大きくする訓練として決まった時間まで排尿を我慢する方法もあります。ただ尿路での感染症になる場合もあるので医師の指導の下にするのがよいでしょう。

　便秘になると便が膀胱の後に溜まり、膀胱の拡張が邪魔されるので、便秘にならないようにします。本人の「治そう」という気持ちがあるほど治療効果は大きくなるのですが、そのためには「お母さんが、こう思っているから僕もそうしたい」という親子の気持ちが通じ合った関係を作ることが重要です。これらのことを親が子どもにさせるのではなく、一緒の目標に協力するという気持ちが大切です。そのためにも三つの原則は重要です。

● 薬物療法とアラーム法

　生活上の工夫で効果が不十分な場合に、薬物治療とアラーム法があります。どちらから始めるかに決定的なものはありませんので、それ

は診てもらっている医師の考えや家族の意向で決めます。

　薬物療法では抗利尿ホルモン（注１）を使って夜に作られる尿を少なくします。効果がみられたら、１週間から２週間の休薬日を段々と多くしてゆき、中止にもっていきます。

　「アラーム法」は濡れたらアラームが鳴る市販の端末をパンツにつけて寝ます。効果が出る理由がはっきりわかっていないこともあり、アラームが鳴った時に「起こしてパンツを替えさせる」のか「目を覚まさせるだけでよいのか」に決まった方法はありませんが、夜尿症の三分の二に効果があるという報告もあります。

　アラームと抗利尿ホルモンを順に試したり併用しても効果の乏しい場合には、他の薬（抗コリン薬〈注２〉、抗うつ剤〈注３〉、漢方薬）を使うこともありますが、焦らずに夜尿と付き合うことが必要です。

　午後10時に寝て朝７時に起きる小学校２年生で、朝６時頃まで夜尿の起こる時刻が遅くなっていれば、中学生になると、午後11時に寝て朝６時に起きる生活になりますから、夜尿ではなくなる訳です。（高尾）

注１　抗利尿ホルモン　脳から分泌される尿量を調節するホルモン。
注２　抗コリン薬　膀胱を反射的に収縮させて排尿させる副交感神経はアセチルコリンを出して働いているので、アセチルコリンの働きを抑制して排尿しにくくする薬。
注３　抗うつ剤　うつ症状を改善する薬だが、抗コリン作用を持っていたり、睡眠リズムにも影響して夜尿に効果があるといわれているが、作用する仕組のすべては解っていない。

この頃、おしっこの間隔が短くなってきて日中のおもらしもあるのですが、どういうことが考えられますか。

汚れた下着の処置

 おしっこの間隔が短くなる場合、膀胱炎や抗利尿ホルモンの不足が考えられます。その次に心因性を考えます。

● 無意識の排尿

　一番多いのは膀胱炎で膀胱が刺激されて間隔が短くなったり、漏らしたりする場合です。特に女の子は、排便後の拭き方などで大腸菌による感染の場合がよくあります。他にも糖尿病や抗利尿ホルモンの不足により尿量が多くなる病気がありますが大抵は夜間にも尿が多く、尿や血液の検査で解ります。てんかん発作で排尿を伴う場合（注1）がありますが、てんかんの場合は、けいれんや意識の障害を伴っています。それらが否定された場合に心因性の頻尿や遺尿と診断されます。

　さらに無意識に排尿する場合と意識して排尿している場合があります。無意識に排尿する場合は、膨らんだ膀胱を感知して収縮を抑える大脳の働きが低下して反射的な排尿（注2）が多くなることが一因のようです。

● ストレスと尿量

　またストレスのある状態では昼間に尿量が多くなることもこの症状に関係しているという報告があります。

膀胱の反射を弱める薬を使い、ストレスに対応することで、多くの場合は消失しますが、時間がかかることが多いようです。

もう一つストレスに関係して尿量が増える場合に、稀ですが水をたくさん飲んでいる場合があります。ストレスにより交感神経が活発に働くと、唾液が粘調（粘りが強い）になって喉が渇くこととも関係しています。他にも、甘い飲料はホッとできるのでストレスから逃れるために飲み過ぎているということもあります。

● **意識的排尿**

意識的に排尿する場合は子どもが意図しているかどうかにかかわらず、結果として親の注意を引くことが、子どもにとってはプラスになるようです。

そのことを考えて対応としては、叱ることなく淡々と汚れた下着を処置して、子どもから離れることです。日常生活での子どものちょっとした行動に注意を払って、声をかけたりサインを送ったりしてあげてください。排尿以外のことで家族から注目されることが解ると、おしっこにこだわらなくなります。これは便を漏らすようになった場合も同様です。（高尾）

注1　てんかん発作で排尿を伴う場合　てんかん発作で色々な部分の筋肉がけいれんするが、その時の圧力が膀胱に及んで膀胱から尿が排泄されたり、けいれんでなくても脳の排尿を指令する部分が刺激されて排尿が起こる場合がある。

注2　反射的な排尿　乳児は膀胱が膨らむとその感覚が脊髄に入って、直接に膀胱を収縮させる神経を刺激して無意識に排尿が起こるが、成長とともに脳からこの反射を調節して意識的に排尿ができるようになる。

最近便がパンツについているのですが、どうしたのでしょうか。

下着に便がつく

 下着に便がつく現象は、便秘がある場合とない場合で対応が違います。ある場合は、まずその解消を、ない場合は発達の遅れや家庭内のストレスを考えます。

● 遺糞症の可能性

　健康幼児の排便の自立は２歳から３歳で40パーセント、３歳から４歳で70パーセント、４歳から５歳で90パーセント、５歳から６歳で96パーセントと言われます。

　４歳から５歳以降の子どもがトイレ以外の所で、不適切に反復的に便を排泄することを「遺糞症（いふんしょう）」と言います。出現率は１パーセント前後、男女比は３から６対１で男の子に圧倒的に多いと報告されています。４歳までの子どもの場合はトイレットトレーニングが大切です。

● 便秘の有無

　パンツに便がついている場合、便秘の有無によって区別されます。便秘の有無については、医師が肛門に指を入れて確かめたり腹部のレントゲン写真を撮ることで解ります。

　① 便秘がある場合
　便が肛門近くまできていても排泄できない状態になっています。

第7章　排泄の症状──尿と便

たまった便が肛門を超えて外まで出てきて、その一部が切れて排出され、パンツについたりする訳です。さらにより上部の柔らかい便の液状成分が硬い便と直腸の間から漏れて下痢をしているように見えることもあります（図7－2）。

そのため、家族は便秘に気づいていないことが多いようです。本人も臭(にお)いに気づくまでは意識していません。長期に便秘

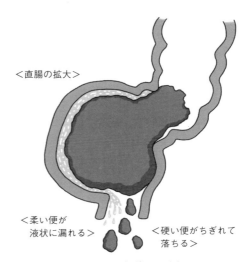

図7－2　便秘の一例

この図の場合は、硬くなった便のかたまりの一部が切れて、その部分が外に排出され、同時に上部の軟らかい便が、下痢状に排出されている。

が続くと直腸の壁が広がって便が溜まっても直腸壁が刺激を感じて収縮できなくなるので、膨らんだ風船の弾力がなくなるように、便を出せなくなり悪循環になります。

② 便秘のない場合

4歳まではトイレットトレーニングの途中と考えてよいでしょう。4歳以後では発達の遅れている場合や、家族内でのストレスの大きい時によく見られます。便が出てもパンツに挟んだままで行動したり、トイレ以外の所で隠れて排便するという意識的な排便行動をします。（高尾）

子どもが便秘でパンツに便をつけていると言われたのですが。

子どもの便秘

 小児期の便秘は、そう珍しいことではありません。積極的に便秘対策をすることをお勧めします。また便秘の原因を知って便秘にならない配慮を。

● まず便秘の解消を

　便秘によって便が漏れ出てパンツにつくのは小児期には稀でなくみられます。身体に危険が及ぶまで発展するということはなく、一応の決まった対応法がありますから安心してください。

　まず便秘の解消を考えることが大切です。下剤を飲むことでは解消しない場合は、便が固く栓のように直腸に詰まってしまっているので浣腸をしたり、肛門から指を入れて便を掻き出す（摘便と言います）必要があります。ただ浣腸や摘便は痛みを伴うことがあるので小さな子どもの場合はかえって自発的な排便を嫌がることになり、便秘を繰り返す原因となることがあります。小児科医と下剤の使用についての工夫を相談してください。

　栓のようになった便が出てしまっても、そのために広がってしまった直腸は緩んだままで弾力性がなくなっています（図7-3）。それまでのような硬い便だと出にくくてまた便秘になってしまいます。それを防ぐためには、直腸が弾力性を取り戻すまでは便を柔らかくする緩下剤を用いる必要があります。

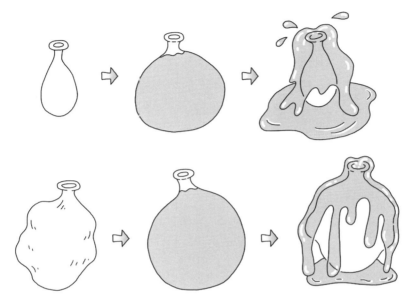

図7−3　便秘が長く続くと
上段の伸びていない風船に入れた水はほとんど外へ出てしまう（正常）。それに対して下段の伸び切った風船に入れた水は中にたくさん残ってしまう（腸の壁が伸びきって緩んでいる）。

　それでもまた便秘になれば同じようなことが起こりますので、便秘にならないようにすることが必要です。便秘になった原因から考えてみましょう。

● **排便を我慢しない**
　小さい子どもによくあるのは、排便が不快な体験になるために意識的に排便を我慢する場合です。肛門周囲の感染症や痔などで排便時に痛みがある場合、痛みを避けようとして排便を我慢するうちに便秘になります。トイレットトレーニングで排便の我慢を教えるために過剰なプレッシャーや叱責を与えた場合も、排便が嫌な体験になってしま

います。むしろ自分からトイレに行った場合にはご褒美をあげることもよいでしょう。また食事をとると反射的に腸が動いて排便しやすくなるので、食後にトイレに行く習慣をつけることも大切です。

　学齢期になると授業中にトイレに行くのが恥ずかしくて我慢を繰り返しているうちに、便秘になるということがあります。学校の先生に相談することも必要でしょう。旅行に行くと便秘になりやすいように、日常生活のリズムがくずれたり、生活上のストレスで腸管の動きが悪くなって便秘になることもあります。何か無理をしたり子どもの負担になっていることがないかを点検してください。

　水分を十分に摂ることが必要で、乳酸菌製剤の効果がみられる子どももいます。

● **洋式トイレでは**

　洋式トイレに座る場合は足をブラブラさせずに、股関節が少し曲がるぐらいに足台を付けて前かがみになる方が便が出やすくなります（図7-4）。ただ特別な原因がなく、いろいろな工夫をしても便秘が続く子どもがいることも事実です。便秘が続いても発達面に問題がなければ、トイレに行くタイミングや便の処理を学ぶことで、便を漏らすという問題はほとんど消えてゆきます。（高尾）

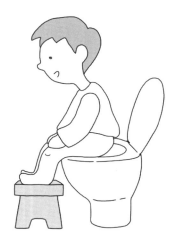

図7-4　洋式トイレでの正しい排便の**姿勢**

第7章 排泄の症状——尿と便

便を部屋の隅でしてしまうのですが、どうすればいいでしょうか?

遺糞

「**遺糞**（不適切に反復的に便を排泄すること）」は心理的には怒りの表現ととらえられることができます。ただ、多くは年齢とともに消失していきます。

● 「怒り」とストレス

　知的な発達に問題がないのに、意識的にトイレ以外の所に排便したり、パンツに便が付いていても自発的にパンツを替えようとしない子どもがいます。心理的には何らかの怒りの表現と考えられます。またAD／HD（注1）の不注意の症状として出ている場合もあるようです。

　ストレス要因としては、下の子の誕生・家族との別離・就学・学業不振・養育者からの心理的外傷などが報告されています。そのために種々の心理的なアプローチが試みられますが、多くの定型発達の子どもの場合は、時間はかかっても「恥ずかしさ」などの人との関係性の発達とともになくなってゆくものです。本人の変化は少なくても、子どもの場合は年齢とともに居場所の変化が多く起こるので、それに伴う状況の変化によって、消失することがあります。しかしその場合でも、元の心理的な問題が残っていて、他の行動面の問題に変わっていくことがあります。自閉症スペクトラム（注2）の場合、人との関係を考える力が弱いので改善は困難なことが多いです。

　このような遺糞を直接的に治すことが困難な場合でも、子どもの気

持ちに添って、学校にも相談して一緒に臭いの対策を考え、遺糞から起こるいじめのような二次的な苦痛をできるだけ小さくしてあげることが大切です。一人ひとり、状況は異なります。以下に一人の印象に残った子どもの例をあげます。

● **本人はこだわらない**

　小学校時代に学習の困難について相談に来た女の子でした。知能テストは80前後で普通の社会生活には大きな問題はないのですが、学校の勉強には苦労していました。小学校・中学年頃からパンツに便がついても、パンツを履き替えないので、臭いがもれてくるようになりました。彼女は不注意型のAD／HDがあったようで、便が出ているのに気づきにくいようで、気づいてもパンツを交換しようとはしませんでした。

　それでも学校は好きで休まずに通学していました。家族は遺糞のことで、学校の先生は学習と遺糞のことで困って相談が続きました。私は彼女の可愛げのある明るいこだわりのない行動を好ましく思いつつも、遺糞が続くこと自体はどうしようもなく、外来診察の時は日常の、遺糞以外の成長を聞いて感心し、両親や先生にも遺糞はあってもそれ以外の良い面を伸ばすように話していました。遺糞の背景には家庭での父親との関係性があったようです。その後、父親との関係性の変化により遺糞症状は徐々に改善してゆきました。（高尾）

注1　AD／HD（注意欠陥多動症）　発達障害（DSM5では神経発達症）の一つで、多動・不注意・衝動性が平均的な発達の子どもよりも著しく、家庭生活・集団生活で特に困難を感じている状態。

中学校が一番しんどい時期

　中学生時代は学校の雰囲気に合う合わないで、一番差が出る時期のようです。特に公立中学の場合は、やんちゃな子からおとなしい子まで幅が広く、先生もどうしても良くも悪くも目立つ子に手を取られるし眼も向くので、エアポケットのように浮いてしまって、居心地の悪さを感じる子どもがいます。

　そのような時に、親の中学時代が充実していたからといって同じような生活ができるようにと期待されると、子どもはかえって自己肯定感が薄まります。子どもによっては、通学している中学校と相性が悪いこともあります。そのことを解ってあげましょう。

　筆者の場合は、中学で色々な友だちができてそれが楽しく、高校以後は友だちの個性の幅が狭くなってつまらなかったのですが、そのおかげで医学部に進めたのかもしれません。

　一人一人に違った輝ける時期があるのでしょうね。中学は出席日数に関わりなく卒業できますから、高校を選ぶ時によく選別することが大切です。（高尾）

注2　自閉症スペクトラム　発達障害（DSM5では神経発達症）の一つで、以前は自閉症・アスペルガー障害・高機能自閉症・分類不能の広汎性発達障害と別々に呼ばれていたが、社会性（関係性）の発達全般の遅れが共通していることからまとめられた。感覚の特異性も共通していることが多い。重度なものから極軽度なものまで連続的に分布しているのでスペクトラム（連続体）と呼ばれる。

コラム　学習支援は英語にはないの？

　最近は学校での授業や講義・入学試験などでも、「学習支援」という名目で国語や数学の苦手な子どもには時間を長くしたり、書いたり聞いたりするのにITを利用したり、計算機の利用ができるようになってきました。では英語に関してはどうでしょうか。最近は大学の講義を英語でしようというところも出てきています。

　英語圏では読字障害が多いといわれます。日本人にも国語の学習障害があるのなら英語の学習障害の可能性もあるでしょう。日本語や計算が不得意な人には「他の能力を十分に使えるように支援をしましょう」と言いながら、英語が不得意な人にはなぜ同じような支援は得られないのでしょうか。

　別の点から考えてみます。よく日本人は「読み書き」はできるが、「聞く話す」が苦手だといわれます。しかし英語圏でも難聴で発語の困難な人もいるはずです。そのような方への学習支援もされているのなら、読み書きだけのコミュニケーションも普通になることが今後の方向ではないのでしょうか。語学だけで将来が決まってほしくないですね。（高尾）

第8章

心身反応が出た時の子どもへの向き合い方

―― 母親という存在

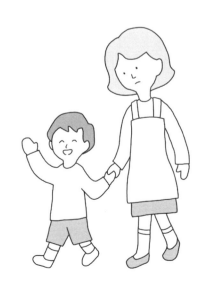

中学に入ると生活習慣が乱れ、すぐキレるようになりました。

思春期の心性

 思春期は身体もこころも成長・発達にともない、不安定な時期です。生活習慣が乱れたり、キレやすくなったりします。親に大人扱いしてほしい一方で、甘えさせてほしいのです。

● 相談例 ●

中学1年の男子。小学生の頃は、身の回りのことを何でもきちんとしていました。中学校に入り、部活や塾で忙しくなったせいもあるでしょうが、脱いだ制服や靴下なども散らかしっぱなしです。部屋の片付けもまったくせず、足の踏み場もありません。食べ物の空き袋やペットボトルがいくつも散乱し、食べ残しが腐って臭います。

見かねて注意すると、「うっせー、クソババァ」とキレます。散らかり方があんまりなので、留守の間に片付けたら殴りかかってきました。

● 戸惑いの時代

中学時代は子どもから大人に変わってゆく「思春期」の真っ只中です。身体は第二次性徴（男女の判別の基準となる身体的特徴）などのような大きな変化が起こり、身体の働きを調節する自律神経の発達が追いつかず、個人差も大きいので、悩み戸惑います。こころも、1歳くらいの歩き初めの子が不安定ですぐ転んでしまうように、自立へ向け不安定となり、イライラと自分の気持をもて余します。

その上、中学という新しい環境に飛び込み、教科ごとに教師のやり方が異なったり、各々に個性を発揮する級友がいます。これまでなかった定期試験、本格的な部活、高校へ向けての塾通いなど、頑張り、緊張する場面が、質・量ともに増します。心身ともに疲れきっていることは容易に想像できます。家では緩(ゆる)んで幼児のように甘えているともいえます。

　けれども思春期に達しているので、子どものように親に依存する一方で、一人前に扱ってほしい気持も高まっています。いちいち注意されるとキレますし、本当は大切に思っている親、特に母親に暴言を吐き罵声を浴びせます。部屋に勝手に入られたり、部屋の中のものを見られたり、片付けられたりするのは我慢できません。母親に「クソババア」と怒鳴って、後で反省はしますが、思春期の肥大したプライドゆえに、素直には謝れません。

　一生懸命こころを懸けて育ててきた母親にしたら、「こんな言われ方をして…」と、本当に情けなく哀しいことです。本人もやめたくてもやめられないでいますので、あまりにもひどい時は「本当に哀しい」と伝え、ブレーキをかけてもらえると、子どもはホッとします。我が子が順調に思春期まで育ってきたという事実を、父親とともにねぎらいあうと、よい方向へ向かいます。

　性に関連した雑誌などを部屋に隠していることもあり、親に知られたくないのは当然のことですから、片付けは相談してからが良いと思います。また郵便物や日記もその子のものですから、子どもにわからないでも内緒で読んだりするのは控えていただけたらと思います。ひとりの人として秘密は尊重し、誠実に遇することを勧めます。けれども、「死にたい」という気配を感じる時、法律に反することが推定されるなど危険な時で、直接本人と話し合うことが難しい場合は、この

限りではありません。

● 「うつ」や「躁うつ」の可能性

　片付けができにくい子どもの中には、うつ状態やうつ病、躁うつ病（双極性障害）などの病的状態に陥っている場合があります。

　普通は何でもない洗面や歯磨きもしなかったり、入浴はもちろん、シャワーも洗髪も面倒くさいと、長い間しないこともあります。極端な場合は一年くらい同じパジャマで過ごしたり、下着すら替えないこともあります。そうなると、親は子どもが、「不潔で臭い」などと友達に言われたりいじめられることを心配し、子どもに注意するのは当然ですが、親はそれが解っていてもできません。

　児童精神科など、本人が受診しにくい場合もありますので、親だけでも受診したり、保健センターなどで相談すると、解決の手掛かりがつかめます。

● 神経発達症で片付けが不得手

　片付けができなくなった子どもの中には、神経発達症（発達障害）で、もともと片付けがあまり得意でない子もいます。小学生の間は親が知らずに手を貸していて気付かれなかったのかもしれません。思春期に大きく環境が変わり、大きな負荷がかかるようになったところへ、周りからも、自分でも、「自分で何でもしなければ」と意識すると、たちまち困って、混乱することになります。子どもと一緒に一つずつ段階を経て、やり方を身に付けると大丈夫です。「困った子」は「困っている子」だと思うと、「困り」に気付きやすくなり有効な手立てがとれます。（有井）

第8章　心身反応が出た時の子どもへの向き合い方──母親という存在

せっかく手作りした料理は食べず、ファストフードやカップラーメンばかり食べます。

思春期の食習慣

手作りした料理を食べず、注意するとキレるのは、思春期によくあることです。一時的なものです。子どもはその時期を十分すごし、成長していきます。

● 相談例 ●

　小学6年の男子。育ち盛りなので栄養のバランスを考え、なるべく食事を手作りしています。ところが自分の好きなものだけちょっと口にするだけで、食べるように促されるのを避け、すぐ自室に入ってしまいます。そしてファストフードやカップラーメンばかり食べ、炭酸飲料をがぶ飲みするので栄養の偏りが心配です。それも夜遅くや深夜に食べるので、身体への負担や生活習慣の乱れも心配です。

● 思春期の食の意味

　思春期になると無意識のうちに親離れを試みますので、親が作ったものは食べず、正論で諭（さと）されることに抵抗します。代わりに仲間の存在がとても大きくなり、周りの子が食べるファストフードやカップラーメンは連帯気分を盛り上げます。また炭酸飲料は「オトナな飲み物」として「カッコイイ」のとその刺激が心地よいと感じさせるのです。なかには顔が茶色くなるかと思うほど、コーラを手離せなくなる子もいます。

203

それまでの、小さい頃からの食生活で、栄養のバランスをとって食育の基礎が築かれていると、子ども自身が「本当はこの方がいいけど…」とどこか意識しつつ、思春期の「食の冒険」をやり遂げようとします。
　こういう時期の子どもに対し、手作りの良さや栄養バランスの大切さを強調して、親子の綱引きに神経をすり減らすことは得策ではありません。こういう状態は昔から言われる「若気のいたり」、一過性のもので、多くの場合は長くは続きません。栄養が偏ったとしても一時的で、生体の防衛が働き、「揺り戻し」がきて、元のように手料理を食べるようになり、栄養状態は改善します。

● **子どもが食べるものを見直して**
　最近の健康ブームで「食」への関心が驚くほど高まっています。ファストフードやカップラーメン、飲料も、カロリーや脂肪分・塩分を控え、油の種類も工夫され、野菜を多く摂れるよう改良されてきています。これらを一概に先入観で「悪いもの」と決めつけず、実態の把握をしたいものです。
　それらをおいしそうにほおばる子に、「どれどれ、どんなの？　ひと口味見させて」と近づくのも、何に対しても「ウッセー、メンドクサイ、うざい」としか言わない子どもへの、想像力を働かせる役に立ちます。

● **「手作り」を頑張り過ぎないでも**
　親は忙しい中でも子どもが小さい頃から食事を手作りしてきて、子どもに「自分がいかに大切にされているか」が伝わっています。大切にされていると伝わると、自分の存在への自信を得て、自立の依り所になります。ただ、手作りを頑張っていると、つい子どもに手料理を強くすすめてしまいます。すると思春期の子どもからは、「こっちが

頼んだわけじゃない。いちいち押しつけがましくしないで」と反発され、哀しい思いをします。

けれども、子どもは表面に表われる態度とは裏腹に、忙しい親が頑張って手作りしてくれていることを申し訳なく思ってもいます。ですから親が無理をしないと内心はホッとするのです。手作り料理は効果的に少しだけ頑張るようにし、親がラクをして余裕をもち、一緒に楽しんだり、親自身の楽しみや休息に時間を使います。たとえ子どもが、世話をやいて欲しい「子どもの部分」で文句を言うことがあっても、内心では案外喜んでくれています。

解決の糸口として、買ってきたお惣菜などを家で食べる内食（テイクアウト）や店屋物（デリバリー）、外食をうまく活用されるとよいと思います。たまの手作り料理は、「おふくろの味」「おやじの味」として、大人になっても心の糧になるかもしれません。

夜遅くや夜中の、消化器官の生理的な働きに合わない時刻に食べることは勧められませんが、食習慣を正すことにやっきになるより、「早い時間の方がいいけど、お腹を怒らせないよう、よく噛んで食べてね」と、ユーモアで促す方が、緊張関係を緩め、食習慣の修正がうまく進みます。

● **神経発達症（発達障害）も念頭に**

食材や調理法への要求が極端に偏る場合、素因として神経発達症（発達障害）を考慮します。

もともと、味覚、触覚、嗅覚など感覚の敏感さをもっていても、環境が良いと目立たず気付かれないことがあります。けれども様々なストレスがかかると、極端な偏食になったり、食べ物を飲み込めなくなったり、食行動が変化します。

よく様子をみたり、聞き合わせをし、ストレスの要因を推し測って、負担を軽くするよう適切な手立てをとります。この間、無理に食行動を正そうとせず、本人の希望や好みに合わせるようにしているとストレスの軽減に伴い、食行動は改善されます。食は子どもが困っている状況を知って、子どもの望む良い手立てがとられる契機となり、子どもの安心を培い成長に資することができます。（有井）

コラム　友だち100人いらないよ

　四月になったらよく聞く童謡で「1年生になったら、友だち100人作ろうよ！」というのがあります。これって友だち作りの苦手な子にはプレッシャーじゃないでしょうか。「こういうのが普通」が広がると、生きにくい人が増えるのではないでしょうか。「男の子は男らしく」、「妻は妻らしく」、という考えが広がるほど、はまる人にはいいのですが、違和感を感じる人には違和感がより大きくなってしまいます。

　友だちのことで考えれば、ただでさえSNSの発達した今は、友だちの数や、やり取りに気を遣うようになっています。もっと孤独を経験してほしいと思います。夏目漱石の『三四郎』や『それから』を読んでも、主人公はたくさんの友だちを持っていません、他の古典を読んでもそうです。一生のうちに数人の友だちができればよいと考えられれば、楽になる子どもも多いのではないでしょうか。「友だち100人いらないよ！」（高尾）

第8章　心身反応が出た時の子どもへの向き合い方——母親という存在

 一日中ゲームを手放せず、勉強が手につきません。注意すると怒鳴り、暴力をふるいます。

ゲームへの依存？

 「依存」と見誤られることもありますが、ゲームは学校や塾、友達関係のしんどさから助けてくれ、生きる力をつけていく役に立ちます。

● 相談例 ●

　高校2年男子。一日中ゲームを手放せず、夜中も布団に持ち込み朝方までやってから眠り、朝起きられなくなり、遅刻が増えて休みがちです。勉強もまったく手に着かず、定期試験前にもゲームをやめず、来年の受験が思いやられます。注意するとキレて暴言を吐き、ゲームを取り上げた父親に殴りかかります。「ゲーム依存」になったのでは、と心配です。

● メディア機器環境のいま

　長時間コンピューターゲームをし続ける、パソコンやスマホで動画やユーチューブを見続ける。スマホを手放せず、LINEに生活を拘束されている。また出番が減ったとはいえ、テレビを視聴し続けるという状況は、「メディア漬け」として社会問題となっています。中には、メディアとの接触を避けるため、機器の購入を控え、視聴の制限を頑張る親子もいますが、少数派で苦慮が続きます。

　抗しがたい環境の中、まずは購入する前に立ちどまって考えること

をお勧めします。勉強することや成績の向上、場合によっては登校することなどを条件に許可したり、ゲームに使う時間や使い方を親から一方的に指図されると、その後の親子関係の地雷にもなります。子どもの意見をよく聴くようにし、親子で相談する習慣を築く貴重な機会として生かせます。

● **メディア機器の功罪**

　子どものお小遣いからすると機器は高価で、使用料金もそれぞれにかかり、ソフトも次々と欲しくなります。「分相応」を基本にすえつつも、思春期に大切な「仲間」と繋がるツール、時代の文化、また特別の愉しみとして考慮します。

　そしてゲームやスマホによって見ず知らずの人と知り合い、事件に巻き込まれたりする危険には、漠然と不安がるのではなく、親子で具体的に調べ合い、方策を講じる必要があります。とりわけ意識しておきたいのは、いじめの加害者・被害者どちらの立場にもなりやすく、逃れにくい状況に追い込まれる危険があるということです。「うちの子に限って」は通用せず、ひそかに激化してゆきます。渦中の苦しみのみならず、将来にわたり精神疾患を抱えることになったり、命を脅かす危険をはらむことを、メディア機器と接触する準備の最要点として共通認識としておきたいです。

　機器を使う時間や時間帯なども、子どもの意見、希望を聞き、親・兄弟からも意見を出して、折り合いをつけられたらいいのですが、なかなかうまくはいきません。家庭のルールを決めても子どもが守るのは難しく、ゲームの場合は、その面をクリアしたり、相手があったりで、切り上げにくい要素が満載です。「約束を守ろう」とすぐにペナルティを課して遊ぶのを制限したり、取り上げたりするのではなく、

しばらく様子を見て、どうしたら家庭のルールを守れるのか、時間制限が厳しすぎれば緩めて見直すと、子どもは自分が尊重され、わかろうとしてもらったと感じ、緩めてもらったルールは守りやすくなります。

ただし夜11時や12時を過ぎて画面のブルーライトを浴びると、生体の調節機能が阻害されたり、睡眠中枢に影響して、寝つきにくくなったり（入眠困難）や、睡眠の質を悪くします。終わる時間を急に早めることは難しいので、少しずつ早めていくよう説明し、納得してもらうと、修正しやすくなります。

● **依存のようにみえる子どもの姿**

夜中や明け方までゲームやネットやスマホにはまってしまい、「依存」として警鐘が鳴らされる状態に陥っている子どもがとても多いのも現実です。親や教師はやめさせようと躍起になり、子どもとの激しい確執が生じています。無理に取り上げようとする親が暴行を受け、傷害や殺人事件にまで至るのは本当に残念です。どうしようもなくなり困り果て、来院される親御さんがたくさんおられます。子どもは、学校・部活・塾・習い事・家庭などで様々に苦しいことが重なって相当苦しんでいることが、診療で判明します。

ゲームをやっている時だけが、せめてわずかでも愉しめる、生きていると実感しているようです。不登校になっている子どもは、夜遅くまでゲームなどをしているので朝が起きられなくなっているようにみられています。子どもをよくみていると、学校に行かなければと思えば思うほど眠れなくなり、その苦悩、不安、焦りを救ってくれているのが、ゲームなどであるという実態が解ってきます。まず子どもの苦しみに想像力を働かせて、終わる時間を少しずつ前倒しにしていくよ

うに相談します。

● こころの回復にゲームを役立てる

　ゲームをするにしても、家族は理解しようと努め、ゲームでラクになるのならと、愉しめるように子どもに任せます。すると当初は、少しエスカレートしたようになりますが、しんどさから回復してくると時間も短くなり、様子も落ち着き、笑顔がみられるようになります。そして以前ほど熱中しなくなり、「つまらない、タ・イ・ク・ツゥ」と勉強や他の好きなことを始めます。進路などに希望を抱けるようになり、驚くほど前向きな努力をし始めます。

　一見「依存」のように見え、何とか早めにやめさせたいと思われるのももっともです。けれども、強力な治療や入院が必要なアルコールや薬物、ギャンブルなどの真の「依存」とはまったく異なる経過をとります。

　このことを、苦しい状況にある上に「依存」とみなされ、ゲームを取り上げられた時に、振るいたくなかった暴力を振るってしまい、さらに悩んだ子どもたちが、教えてくれました。回復したら、子どもたちを救ってくれたゲーム機を「神棚に祀りたいくらい」と、親子とともに冗談を言い合えるようになります。その蔭にはゲーム三昧で登校せず、勉強も手に着かない状態にあっても、「あなたは大切な子どもだよ」と、うまずたゆまず伝え続けて下さった親御さんの力がありました。（有井）

第8章　心身反応が出た時の子どもへの向き合い方──母親という存在

 朝、鏡の前に1時間もいて、朝食抜きで出掛け、遅刻してしまいます。

思春期の外見への関心

 思春期には人から自分がどう見られているか容姿が気になり、服装・髪型にあれこれ気をつかいます。親は我が子の揺れ動く心に想像力を働かせ、見守ってください。

● 相談例 ●

　中学3年女子。朝の登校前、髪型などを直すのに鏡の前に1時間近くもいて、朝食を抜いてギリギリに出掛け、遅刻します。入浴も長い上に、あがってからも髪の手入れやネイルに時間をかけるので、「そんな時間があったら勉強を」と声掛けするとあたり散らします。遅刻も内申書に響くので、どうしたらそういう行動をやめさせられますか。

● 自分を受け入れる

　思春期は「自分探しの時期」ともいわれ、自分への関心が高まり、人の中での自分、人からどう見られるかが、とりわけ気がかりです。容貌ももちろんで、顔の細かい部分やバランスが気になり、周りで見ていて「そんなに気にしなくても…」というところに無駄と思える涙ぐましい努力をします。母親に似て愛嬌のある鼻の形を細く高く見せようと、秘かにメークでノーズシャドーをあれこれ施したり、肌質を気にして下地化粧品を試したり、仲間と合わせ、流行の眉の形を描いたり抜いたりして整えます。

特に、印象を良くしたり、気分を換えたり出来る髪型は、髪質や色も合わせて労力を費します。身体つきもまた然りです。そのように時間をかけ、自らの「売り」に気付き、疎ましく思い始めた親に似ているところは、納得したり諦めたりして、「まっ、いっか」と自分を受け入れていくようになる大切で必要な過程です。

● **努めて子どもの意見を聴く**
　親子の間で争いになり、学校の、時に厳しい指導の対象となるのが、茶髪・金髪などのカラーやお化粧、ピアス、スカート丈、ズボンの幅などです。校則にはっきりと謳われている場合は、その学校に入った以上、基本的には守らざるを得ません。残念ながら、違反して停学処分を受ける事もあります。その時の教師の高圧的過ぎる対応が不登校の契機になることもままあります。
　そういう時こそ、親は子どもの言い分をよく聴いて、一緒に困って学校にお願いに行く役割を果たせます。外見の試行錯誤をして何とか存在を示したいとか、茶髪や化粧を鎧（よろい）や兜（かぶと）のように使って、もろくて揺れる自分をガードします。また仲間集団と合わせることで、所属し居場所を得たいという所属の欲求や思春期の心性があります。それをよく考慮し、校則や施行を緩くしている学校も増え、そういう方針に生徒は魅かれます。
　1994年にわが国でも「子どもの権利条約」(Q10参照)が発効しました。この条約の「意見表明権」に力を得て、生徒会や生徒たちが学校と話し合ったところがありました。「外見は教育の本質を損なわない」という考えのもと、校則が改正された例もあります。
　校則で禁じられていても、どうしても頭髪のカラーをしたい場合、長い夏休みや進学する前の春休みの期間を活用します。相談して、髪

が傷むのは承知の上で休みの初めにカラーをして始業前に元に戻すという工夫を、実行する親子もあります。その場合、先生の巡回指導を避けながら暮らすので、ハラハラドキドキものとのことです。

● **思春期の子どもの親として**

　このような努力は、勉強などに向ける時間や労力をおおいにロスします。けれども成長の節目の思春期を十分に過ごし、それを親が解ろうとして、見守ってもらうことで、自分を大人へと向かわせることができます。

　子どもたちは残りの少ない時間で「勉強しなければ」とよくよく自覚していますので、落ち着いて効率よく取り組めます。「急がば回れ」です。また遅刻は現実面で確かに内申書の点数に影響します。こういう場合は、記録に基づき志望校の基準を示していただくなど、学校で進路指導に精通している先生を頼りにされてはいかがでしょう。

　「人はコツコツ頑張るもの」という価値観の中で長く生きてきて、受験という子どもの人生の大きな山に臨み、超えていけるか大変な心配や焦りがあるのが親です。けれどもそのような中、指示し過ぎず、急かせることも控え、子どもの思いに想像力を働かせ、子どもの長い人生に想いをはせ、思春期の成長を存分にできるよう「子どもに任せる」という苦労を重ねてくれた親に、子どもはこころからの信頼を寄せる好機になります。（有井）

中学受験を目指しているのに、ほとんど勉強しません。

受験と親ごころ

 本人も中学受験を希望しているように見えていても、親の希望や期待を察知して、そうふるまっているだけかもしれません。本音をよく聴くと、結果がついてきます。

● 相談例 ●

本人も希望しての中学受験を目指している小学6年の男子です。ところが私がいくら注意しても友だちと遊んで帰ってくるので、勉強時間が短くなります。どうすれば自覚するのか、悩んでいます。

● 子どもの本当の希望を知る

筆者は日々困難な中にある子どもたちの話をよく聴いている小児科医なので、申し訳ないですが「本人も希望して」の「も」に、ひっかかってしまいます。親が希望していて、子どもにとって大切な親の期待に添いたいと、そこまでまだ気持が向いていないのに受験を希望する場合や、たび重なる親の説明で、気持ちが向いてくる場合を推察してしまいます。

もちろん、本人自身が行きたい中学や、仲の良い友達と一緒に通いたい中学を目指すこともあります。塾の先生が本人の適性、性格、志望校の方針や雰囲気を見極めて、学力に見合うところを勧めて下さり、本人が納得する場合もあります。

けれども、小学生では、まだ、自分の中で中学受験を位置付けるのは難しいとも考えられます。4年生くらいからの、仲間と群れて遊びたい、時には大人に隠れて、仲間と一緒に悪戯やヤンチャをしたいという「ギャングエイジ」がまだまだ続いています。友達との遊びが本当に面白い時代なので、受験勉強に向かわせるのは、親にとって大変な苦労を伴います。子どもによっては、一緒に遊んでいる友達と地元の公立中学に進みたいと本当は思っているかもしれません。それで意識していなくても、今のうちに存分に一緒に遊んでおきたいという気持につき動かされているのかもしれません。自分で決めたのでなければ、自習も塾通いも負担になり、「勉強しなければ」と思っても手につかず、ゲームやユーチューブ、テレビ、漫画などに没頭し、塾も休みがちになります。

● **志望校に身を置いて、自分で決める**
　そこでお勧めする方策は、志望校のオープンキャンパスに、本人も希望すれば親子で行き、そこに身を置いてみることです。行ってみて、「歓迎されている」「心地よい居場所である」「ぴったりくる」と感じることがとても大事だと、苦しんだ後に受験したどの年代の子どもたちからも教えてもらいました。とりわけ小学生は、受験にはまだ小さい分、自分を護る力が働くようにみえますし、その感性や感覚、第六感は信頼できるという経験の積み重ねです。ただし、その力が十分に働くには、親が人生の先輩としての知恵を伝えるのも大事ですが、意見や希望を押し付けすぎない方がよいと実感しています。
　そして自分で志望校を決められたら、今まで勉強が手につかなかった子が、お尻に火がついたかと思うほど、頑張り始めます。しかも内容の理解が各段に進み、たとえ短い時間でも効率よく学べるようです。

脳科学の分野でも、希望が持てたら脳の働きがよくなると言われています。その希望を持つには、まずゆっくり過ごし、愉しんだり遊んだりして、脳の働きを活性化することが有用です。

● **常識を傍らに、受験を越える**

子どもはまだ未発達なので、原始的な感性を働かせ、より自然にそのような行動がとれるのでは、と推察します。いずれ脳科学で明らかになる日も遠くないと感じています。「こつこつ頑張る」ことがどのような時も確かで最良の方策だと信じられている社会です。けれども「しんどい」時は、"ぐうたら"ゆっくり過ごしたり、遊んだりして脳を回復させ、ラクになってから、ここぞと思うところで馬力を上げ力を発揮する生き方が、よい人生を展開させることも筆者は子どもの成長から学びました。

中学受験で、残念ながら第一志望に不合格で、やむなく進んだ第二志望の中学でおおいに満ち足りた中学生活を過ごす場合もあります。けれども、そこが合わなかった場合、小学生の年齢で受けた自尊心の傷付きを抱え続けることもあります。それはその後の不登校の要因の一つともなりますので、中学受験は子どもの話に十分耳を傾け、本人の意思を尊重し、親子でよく話し合った上で進めます。たとえ結果が伴わなくても、人生の一つの良い経験を得られる機会として、その後の礎(いしずえ)になります。（有井）

第8章　心身反応が出た時の子どもへの向き合い方——母親という存在

 中学で欠席が続き、高校進学が危ぶまれます。

不登校

 不登校で、遅れを気にしてあせると、ますます窮地に追い込まれます。夏休みなどを回復の期間として使い、多様な選択肢からゆっくり本人のタイミングで進路を選ぶことです。

● 相談例 ●

中学2年男子。欠席が続き、課題等の提出物も出さず、定期試験も受けないので、内申書の評価が悪くなり、このままでは入れる高校がありません。

● まず、見立てを

登校しにくいのには、契機はあるとしても、さまざまな要因が絡み合い重なっていますので、状態の見立てがまず必要です。起立性調節障害や過敏性腸症候群などの心身症（別章参照）が考えられる場合は、小児科や小児心療内科などで身体の診断とあわせてこころの見立てを行い、手立てを進めます。行動面での困りや、精神症状が強くなったり、長く続く場合は、ようやく増えてきた「児童精神科」を受診します。もちろん、児童相談所、スクールカウンセラー、配置が進んでいるスクールソーシャルワーカー、地域の教育相談、支援センター、保健所などを活用することは、言うまでもありません。

● 内申書のしばりを超える

　内申点については、自治体によっては公立高校入試の評価に、確かに従来に比し受験の成績に加え重視されるようになりました。そのため、中学の進路指導では、生徒ができるだけ希望の進路に進むことができるよう、「内申にひびく」と強く勧告されます。不登校が続いている生徒には、「出席扱いできるので、別室、保健室、放課後でも」、と登校が促されます。定期試験が受けられないと内申点がつけられないとか、「オール１」になると伝えられ、課題の提出も促されます。

　回復してきていれば、力をふりしぼって教室で試験を受けます。教室に入れなければ、配慮をしてもらい別室で受けられる学校もあります。自宅で試験を受け、ある割合での減点で評価してもらえる学校もあり、ありがたいことです。

　内申の情報を提供して、「苦しいところを頑張って乗り超えると達成感が得られ、自信もつく」という一般論に基づいて手立てがとられます。回復気味の生徒には有効なこともありますが、登校が相当しんどく、勉強も手に着かない生徒の多くは、自分を責め、焦り、将来への不安を加速させ、ますます状態を悪くし、かえって長びかせてしまいます。状態をよく見極め、無理させず、家で過ごすよう言葉をかけます。すると家が居心地がよく怠け者になったりわがままになったりするどころか、子どもは安心して回復し、動き始めます。

● 夏休みの過ごし方は回復の要

　受験勉強の大きな山といわれる中学３年の夏休み前には、進路指導が行われ、夏休みを有効に過ごせるよう、子ども・親・担任による三者面談がもたれます。多くの場合、それまでに志望校を決めるよう促されますが、しんどい子はとても混乱していて、高校に行きたいのか

どうか、行くとしたらどんな高校がいいのか、期日を限られると、焦って考えられません。面談に出席できない子がいるのも当然です。

生徒の様子に合わせ、年末までに決めていいよう柔軟に猶予を下さるような学校には助けられています。進路の悩みを一旦横において、自分を追い込みやすい夏休みをゆっくり休息して過ごし、何でもかまわないので、本人の好きな、できれば大いに愉しい時間を過ごすと回復が進みます。

夏休みは、部活、補習、秋の文化祭の準備など、自主的に登校することはあっても、基本的に皆が休みですので、「登校しなければ」という生真面目に自分を追い込むことから解放される貴重な期間です。ただ、お盆休みを過ぎる頃から、「夏休みが明けたら行かなければ。課題、宿題だけでも提出しなければ」と焦り始めます。そのような声かけをまわりからされたり、自分でも思いつめ過ぎると、残りのせっかくの夏休みを回復に使えません。「夏休みが明けてもすぐには行かなくていい、無理しないで」とお盆前から伝えていると夏休みを回復のために活用できます。

● **進路を決める時に**

多くの場合、夏休み明け頃、遅くとも冬休み前までに、まるで霧が晴れるように希望の進路が心の中に立ち現われてきます。進路の情報やパンフレット等は中学の先生方が用意されていますので、親が預かり、目を通します。夏休み前や秋口に、各地で「不登校の児童生徒のための進路相談会」が開催されます。子どもと一緒に行くか、とても一緒に行けそうにない時は、親だけが行って情報を得ておくことで、安心のもとになります。

機が熟し、子どもが進路について口にし出したら、親が持っている情

報を提供すると、最も良い時期に最もふさわしい進路を決められます。最近の進路は表8－1のように、中学卒業までの子どもの状態に合わせて多くの選択肢があります。もし勉強ができていれば相当の学力が付いていたと考えられる場合も、毎日がしんどくて勉強が手につかないと学力が足りません。そのような時は、志望校を決める時点での三つの要素、①学力、②体力、③こころの状態のうち、最もしんどい要素、とりわけ③の「こころの状態」に合わせて進路を考えます。そうでないと、学力を上げようと無理し過ぎて、しんどさを抱えたまま高校に進学すると続けられないことがあります。

表8－1

| 全日制高校　不登校生徒特別枠 |
| 定時制高校　昼間定時制高校 |
| 全寮制高校 |
| 特別支援学校高等部 |
| インターナショナルスクール |
| 留　学 |
| 単位制高校 |
| サポート校 |
| 通信制高校 |
| フリースクール |
| 高等専修学校 |
| 技能連携校 |
| 高校卒業資格認定試験 |
| 就　労 |

　先述のように、具体的な学校名が挙げられたら、親子で説明会やオープンキャンパスに行き、そこに身を置いてみることが鍵になります。子ども自身が、「合う、居場所がある、行きたい」と感じるところであれば、単位を取得することが必須の高校でも進級でき、卒業が果たせます。

　もう一点、子どもも親も特に心配するのは、小学校から、もしくは、中学校からの不登校により、勉強のブランクがあることです。高校によっては中学の復習から始めてくれるところもありますので、そのような学校を選べば、「入るまでにブランクを埋めておかないと」と、頑張り過ぎずに、中学時代を回復にあてられます。回復してから、個別指導塾、家庭教師、通信添削、ネットによる学習を併用するとさらに有効です。（有井）

第8章　心身反応が出た時の子どもへの向き合い方——母親という存在

コラム　子どもが力を発揮するには①
――大切に思っていると伝える

　不登校、校内暴力などの診療で、多くの子どもが、「どうせ自分なんか」「この家に要らない子」「この世から消えてしまいたい」という思いを抱えています。親の「本当に大切に思っている」という気持ちが伝わっていません。

　子どもたちは、親を大切に思い、親から大切に思われたい、親の期待に応えようと、懸命に健気（けなげ）に頑張り続けています。しかし力尽きて、不登校などになると、自分の存在は価値がないと諦めます。さまざまな要因で暴力を振るうに到った子は、その苦しさを親に向けます。親は無意識に理想の子ども像を高く掲げていて、それにそぐわない子どもの様子や行動を叱り修正しようとします。

　"困った子"にみえる時も、（その子が）"困っている子"では、と想像力を働かせ、「ありのままでいい、大切に思っている」ということが子どもに伝わると、生涯にわたる存在の自信になります。

　ひきこもっている青年の場合も、自立させようと躍起にならず、抱えているしんどさを想像します。その青年の状態に合わせた手立てを取りつつ、言葉や態度で大切に思っていると伝え続けると、その人のペースと方法で自立していきます。

　大切に思っていると伝えて育てることは、自己肯定感、基本的信頼感といわれるこころの土台となり、主に乳幼児期にその芽は育ちます。いくつになっても子どもが困っている時の手助けとなり、生涯にわたって生きる力を培います。（有井）

高校生ですが、夜寝つけず、朝起きられないので、欠席が増えています。留年の可能性もあります。

入眠困難と高校生活

不安や苦しみで、寝つけず朝起きられないサイクルもあります。焦らせず、本人の気持を尊重すると、好転します。

● 相談例 ●

高校1年男子。このままでは単位が足りず、留年しますが、留年したら退学すると言います。高校中退では将来が心配です。

● 早く寝ないから起きられない？

一般に、早く寝ないから起きられないと、周りから思われています。けれども、頑張りすぎる真面目な子どもは、学校生活などの負担や、何とかしようという焦り、将来への不安が高まり、かえって眠れなくなります（入眠困難）。高校は欠席が続くと単位が取れませんので、子どもの本心を聴き、それに従って手立てをとります。苦しさや焦りで、自分でもどうしたらいいか決められない場合も多いので、焦らせず、本人に任せます。そうすると、ぎりぎりでも、その時のその子どもの状態に最も合う方針が導き出されます。

まずは、その高校を何としてでも続けたい場合の方策です。欠課、欠席数を調べて、特に特定の曜日、科目に偏らないことを心がけて、休養を優先しつつ、登校も計ります。その場合、先生方のできる限り

の協力を得て、別室登校、放課後登校、またレポート提出で単位をいただけるよう、親も手助けします。

　精神科、心療内科などを受診し、うつ状態などの見立てに基づいて診断書が提出されると、多くの学校で限度を猶予していただけます。入学で環境が変わる1年生で無理し過ぎず、ギリギリの出席で何とか乗り切ります。そうすると、2年生、3年生と次第に安定していき、3年生では生徒会活動などでリーダーを務めたり、大学への推薦をもらうに到ることもよくあります。

● **留年や退学を活用する**

　同級生と一緒に卒業したいと思っている子どもがほとんどですから、単位が取れず留年が決まると辞めてしまいます。中には、留年して、一つ下の学年に入るとその学年のカラーが合ってすごしやすく、卒業まで続けられる場合もあります。1歳年長なので、気分的に余裕が持て、級友と過ごす緊張が緩みラクだったと述懐する子もいます。

　本人が「辞めたい」と決めた場合も苦慮します。「一旦決めたら苦しくても乗り超える。ひとつ事を辛抱できないようだったら、どこへ行っても、何をしても続かない」という正論が行く手を阻みます。せっかく進学し、入学金、授業料、教科書や制服代など、本当に大きな出費がもったいないのも事実です。高校中退者はどうしようもないという偏見も根強いです。けれども入学してみて、学校が合わないことが解ったり、学校生活を続けられるほどには心身の状態がよくないと解ることもあります。

● **多様な進路が可能性を広げる**

　その場合、今は多様な次の進路があり、ありがたいです。次の学校

に早めに転入すると同級生と同じ時期に卒業できるからと、単位制の資料を渡し、転入を急ぎ促す学校もあります。けれども、本人の気持の整理がついて次へ向かえるまでには時間がかかります。普段パソコンでゲームやユーチューブに熱中し、操作が得意な子どもでも、パソコンで勉強して単位を取っていく通信制に転校を急ぐと、勉強ではパソコンの敷居が高くなり、パソコンを開けられなくなります。いじめの後遺症などで通学や人と一緒にいるのが負担な場合、退学して高校卒業の認定試験を受けて、大学で希望を叶える方策も有用です。試験は年二回、8月、11月に行われ、何科目かずつ受けて、全科目認定される間に並行して大学受験の勉強ができます。

　退学して技術を身に付けたり、大学や専門学校で自分の得意な事や専門を極めると、今や60年余りとなったその後の人生を、愉しく自信をもって生きていけます。苦慮、苦悩した時代に、親を初めとした家族、周りの先生方に大切にしてもらい、自らを護る力を身につけていれば、もうその後は盤石です。高校に費やした金額もその礎として十分に生かされます。

● **ブルーライトにご用心**

　ちなみに、寝つけない時は、画面のブルーライトを見続けている子どもが多いようですが、できれば避けた方がよいと実証されています。読書、文章を書く、絵や漫画を描く、音楽を聴くなどで、パソコン、ゲーム機、スマホ、iポッド、テレビなどメディア機器を使わずに愉しむと、満ち足りて入眠しやすく、睡眠の質が良くなります。（有井）

第8章　心身反応が出た時の子どもへの向き合い方——母親という存在

中学3年女子、生理が近づくと、イライラしたり、少しのことで激怒したり、落ち込んだりします。月経が始まると穏やかになります。

月経を過ごしやすくする手立て

月経周期と関連して2回以上症状があれば、疾患を疑います。子どもの様子をよく見て、必要なら婦人科などを受診できるよう準備しましょう。

● 月経周期と精神症状との関連

　ご質問の月経（生理の医学用語）前のさまざまな症状は、月経前不快気分障害（月経前緊張症、月経前症候群）によるものと考えられます。身体の状態に起因して精神症状が現われ、月経周期と関連していることが特徴です。

　月経が始まる数日前から、イライラする、緊張する、焦燥感が強くなるなど、気分の変動が起きます。感情の起伏が激しくなり、攻撃的になったり逆にひどく落ち込む、中にはものごとを事実と違って悪く受け取る被害感が出ることもあります。急に過食になることもよくあります。また、リストカット（手首などの自傷行為）が止められなくなったり、対人恐怖で外出できなくなることもあります。

　症状の激しさに本人も周りも戸惑い悩みますが、月経が始まると、すみやかに症状が消失します。そしてまた、次の月経前に再び同様の症状が出現しますので、早めにこの疾患を疑うことが必要です。月経のある女子が月経周期に連動して精神症状が出ることが2回以上確認されたら、精神科、心療内科や専門とされている婦人科を受診し、早

めに治療を受けられることをお勧めします。

● **月経困難の個人差**

　月経の時は、腹痛、腰痛、頭痛、下痢などがよく起こります。中には、起き上がれないほど身体がだるくて、通学や出勤、家事など日常生活に支障をきたすほどで、「月経困難症」と診断されます。思春期の初潮以降、ほとんどの女性に日常的に巡ってくる月経は、不調があっても、「みんながそうだから」と本人が我慢したり、周りの理解が得られにくいことがよくあります。月経時の不調は個人差がとても大きいので、解ってもらいにくいことがあります。

　また、過労や心理的負荷などの影響を受けやすいので、周りの配慮と、休憩や自宅養生などの具体的手立てが必要です。痛みに対しては「痛み止めは使い過ぎない方がいい」と、昔からいわれていますが、今は考え方が違ってきています。痛みの発生機序からは、ひどくなる前に早めに使うと軽い鎮痛薬でも有効です。ひどい痛みがあるのは月経初日から２、３日のことが多く、前もって月経予定日から２、３日の間、定時で服用する方法が勧められており、それによってラクに過ごせます。

　初潮から何年か経つと、次第にホルモンの産生も安定し、身体の臓器も成熟しますので、症状が改善していきます。

　身体の症状が強い場合、低用量ピルを連用する治療法が推奨され、治療は進歩していっています。また、子宮内膜症も月経困難症の原因として増えていますので、早めに婦人科でご相談下さい。思春期の女子が婦人科を受診するのには抵抗があるでしょうから、事前の準備があると安心して治療を受けられます。ホームページで調べたり、電話で問い合わせると、診察、検査などが配慮されます。

● **月経困難症とこころ**

　月経困難症は、学校生活、部活、友達関係、家庭など、環境要因が大きく関与するといわれています。受診と同時に、頑張り過ぎていないか、苦しんでいることはないか、子どもの様子をよく見て頂くことが要点です。「頑張れ」でなく「無理しないで」と日ごろから声を掛けていると、苦しいことや悩みがある時は話してくれます。子どもが話し出したら、助言や指示や諭すことを控えて聴いていると、聴いてもらったことで安心し、力を得て、難しい状況を乗りきっていきます。

　何とかしてやりたいと思うのが親ですので、初めから助言や指示ばかりしていると、本人の気持ちと行き違ってしまいます。思春期ですから「どうせ親には解るはずがない」「親にはもう話さない」と、ともに困難を超えて子どもが力をつけていく好機を逃してしまいます。子どもは話をよく聴いてもらうと、「尊重されている」という思いを重ねて、生涯にわたる存在の自信を持ち続け、生き抜く力を得ます。

　このように女子の場合、月経は身体症状と精神症状が密接に関連することを知っておいて、環境を整えたり、薬物療法を行います。特に思春期は大きく身体の変化も起こる上に、こころも、子どもと大人の間で揺れ動きます。そして学校などでも、まわりの子どもたちも同様に困難の中にあります。家庭も、更年期の近い母親、社会で責任の増している父親との間で厳しい環境になっていることもあります。周りの力を借りて、よりよく過ごす方策をとると、思春期が満ち足りた時期となります。（有井）

私はうつ病のために、朝起きることや食事の仕度ができません。そのためか中学生の息子の遅刻が多いので息子に申し訳なく辛いです。

母の病気と思春期の子ども

うつ病になる人はまじめ過ぎる、頑張り過ぎる人が多く、そのため、迷惑をかけていることを苦にします。親がラクになり回復すると、子どもは安心します。

● まず、うつ病の治療を

　子どもにとって社会が厳しいことを筆者が嘆息していると、「人は生まれる時代も、生まれる場所も選べないのだから」と尊敬する先輩がよい諦観を示して下さった言葉を思い出しました。子どもは親を選べませんし、親も子どもを選べません。各々の家庭で、様々な困難を抱えるのはやむを得ません。うつ病に罹られたのは、多くは避けがたいことで、負い目を降ろしていただけたらと願います。

　うつ病治療の基本は、

① 　休養をとる。
② 　環境を調整する。
③ 　薬を飲む。

の三つです。従って、朝起きるのは特に労力を要しますので、起きようと努力することを横に置きます。食事の仕度もできないと申し訳なく思わず、無理しないで休息すると心を定められている方が良いと

思います。その他の家事や学校の行事への参加も、具合のよい時に限って参加することをお勧めします。

● **絆は深まり、家事が身につく**

　治療を優先していただく方が、長い目でみて親と子のどちらにも有用です。子どもは親を本当に大切に思っていますので、自分のために親が無理をして、経過が悪くなるのを望んではいません。お母さんが負い目を感じすぎず、「してやれたらいいけど、ごめんなさい」と無理せず、けれども心に懸けておられたら、子どもにはよく伝わります。他の親よりも、苦しまれた分、絆は深まります。

　それに身の回りのことをある程度自分でやっていくのも効用となります。身繕い、食事の用意、後片付け、掃除、洗濯などを身につける、人として自分のことを自分でできることは必要です。家事の出来る男性が増えていますけれど、男女にかかわらず、結婚するしないにかかわらず、それは人として生活していく上で自然のことです。

● **子どもの困りを知る契機**

　気懸かりなのは、息子さんの遅刻の多さです。学校生活での苦しさがあると、無意識に用意がはかどらず、遅刻がちになることがままあります。うつ病に罹られるのはまじめ過ぎる、頑張り過ぎる、気を遣い過ぎる方が多く、息子さんもその素因を受け継いでいる可能性があります。

　苦しいことがあっても、病気の親に心配かけまいと、話さない場合も考えられます。表情や言動をよく見て、「心配し過ぎないから話して」と声をかけられてもいいかもしれません。子どもが苦しんでいるのであれば、心配するのではなく、子どもの同意が得られたら、学校

の先生方に相談し、学校で過ごしやすい環境を整える手立てをとります。遅刻がちな状態がともに考える契機になります。たとえ、すぐに解決出来なくても。

● **周産期メンタルヘルスと子育て**

　もし、うつ病が産前から産後に発症したのであれば、乳児期に子どもとの関係（愛着関係）が、うまく築けていない場合があります。また、子どもの方にも、ものごとを認知する力、情緒の安定、発達に、母のうつ病が影響することが解ってきています。特に生後2か月までは、環境の影響が発達面に影響を及ぼしやすい感受性期といわれます。成長に従って、少し気をつけて子どもの様子をみていくと、気付きやすく、早期から適切な手立てがとれます。

　最近は、産前から産後にかけての周産期メンタルヘルスが重視されて来ています。中でも、産後うつ病の発症率は10パーセント前後に上り、そのうち1割から2割の重症な例では、育児放棄、虐待、自殺に到ったりします。

　このため児童福祉法では「出産後の養育について出産前において支援を行うことが特に必要と認められる妊婦」を「特定妊婦」としました。平成28年に再度確認され、情報を共有し、支援していく連携が目指されています。産科、精神科、小児科を中心とする医療的支援、保健センター等が担う相談支援、福祉事務所などが行う生活支援を、長期的に、子どもの発達に合わせて地域で進めます。

　妊娠中や授乳中の服薬の難しさは治療の壁になっていましたが、日本周産期メンタルヘルス学会が「コンセンサスガイド2017」を提示し、展望が開けてきています。（有井）

「子どもの権利条約」とはどういうものでしょうか。小児医療にはどのように生かされますか。

子どもの権利条約と子どもの生活

子どもの権利が明記された国際法「子どもの権利条約」はあらゆる視点から子どもを守ります。小児医療でその精神を生かすと医療の質が大きく変わります。

● 「子どもの権利条約」の誕生

「子どもの権利条約」は、1989年11月20日、国連総会において満場一致で採択された国際条約です。これは人類史上初めて子どもの人権が規定された画期的な国際法です。日本はやっと1994年4月23日にこの条約を世界で158番目に批准し、日本国憲法の下に位置する国内法として11月に発効させました。

この条約は、表8-2に示すように二度の大きな戦争で多くの子どもたちが犠牲になった反省にたって生まれた歴史があります。それまでの宣言は目標として合意されたものでしたが、条約は法的拘束力を伴う、より強く子どもの権利を守るものです。児童の権利宣言の20周年を記念して1979年から、世界各国が10年もの歳月をかけ、子どもの窮状に叡知を結集して作り上げた条約です。

この条約は全54条からなり、考えられるあらゆる子どもの権利を網羅した42条と、実践を検証・審議する「子どもの権利委員会」の任務を遂行する方策が具体的に明文化されています。

条約は、途上国の飢餓、病気、内戦などの犠牲、先進国での大人か

表8-2 子どもの権利条約締結までの歴史

1924年 (第1次大戦後)	児童の権利に関するジュネーブ宣言 「人類が児童に対して最善のものを与える義務を負う」と書かれる
1951年 (第2次大戦後)	児童憲章(日本) 日本初の子どもの権利の社会的確認
1959年	児童の権利宣言 「ジュネーブ宣言」を発展させて国際連合で採択された子どもの権利宣言
1979年	国際児童年(児童の権利宣言二十周年記念) 「児童の権利宣言」の意味を再確認、効力のあるものにするため、条約作りを始める
1989年11月20日	「子どもの権利条約」、国連総会で全会一致で採択される

らの搾取、麻薬汚染や誘拐、虐待など、日本のような豊かな国で、子どもが管理され疲弊している現状から脱却し、すべての子どもに光をあて、手立てに導きます。

　ユニセフ(国連児童基金)は、この条約の理念を三つのPで説明します。一つはProvision(提供)食料、住居、衣服、水などを提供、二つめはProtection(保護)搾取、戦争、麻薬、暴力などからの保護、三つめがParticipation(参加)です。この「P」は、子どもをひとりの人として尊重し、あらゆる場面での「参加」を保障するもので、未だかつて、このように明確に謳われたことはありません。そして、この条約全体を貫き目指すものは、「最善の利益(best interest)」です。

● 日本で大切な条文

　この中で、とりわけ日本の子どもたち自身や親、教師など、傍らにいる大人に伝えて、生きやすくなる助けになる条約がいくつかあります。まず、12条の意見表明権、13条の表現・情報の自由、14条の思想・

良心、宗教の自由、15条の集会・結社の自由、16条のプライバシー、通信、名誉の保護です。

　また、真面目で、よく頑張った結果、消耗しきってしまうのが常態化している日本の子どもたちには、ゆっくりして愉しくすごす31条の休息、余暇の権利が、本当に守られる必要があります。

● 「子どもの権利条約」を小児医療に生かす

　小児医療においても、本来は子どもの権利を意識する必要があります。24条で健康、医療への権利が詳細にわたり掲げられており、25条では医療施設における定期的審査も求められ、医療者は最善の医療、保健を目標にすると述べられています。

　たとえば待合室や診療室は子どもが過ごしやすい場となり、手順なども解りやすく示される必要があります。待合室で長く待って、他の病気をもらわないよう予約制をとり入れたり、予防接種や健診を一般診療と違う時間帯に設定する必要もあります。

　長く待たない、人が少ない予約制は、音に敏感な子どもや、多過ぎる情報や混雑が苦手な子どもを安心させます。診療室で親が病状や経過を説明するのが一般的な光景になっています。けれども、12条の意見表明に則（のっと）り、自分の言葉で話せる子が、自分で伝えられるのは、子どもが尊重されているという実感を得ます。熱があって苦しく、痛みで困っているのは子ども自身だからです。

　診療の手順も示し、検査の説明も本人にします。病気の説明や具体的な養生の仕方も、本人にその子の解る言葉で説明すると、安心して見通しも持て、回復への意欲も増します。これを積み重ねると、自力で治る風邪などについて知って養生を先にします。それは不要な受診を避ける賢い大人、親としての智恵になり、その効果は何世代にも及

びます。とりわけ、環境や神経発達症などの要因で、身体や精神の症状や行動の変化が出ている子どもには、その子に合わせた方法で丁寧に診察をして、よく説明する13条の「情報を得る権利」を守ります。31条のゆっくり休息する権利と、愉しくすごす権利を生かすと、本当によい回復をし、前に進む力をしっかり得ていく様は医療者の目を見張らせます。

● 「子どもの権利条約」を生活に

「条約締結国」は、あまねく国民に、特に子ども自身に条約のことを知らせるという条文がありますが、一向に守られていないのが日本です。数年に一回、国連子どもの権利委員会で、政府はNGOとともに、日本の子どもの現状を報告しています。委員会からの厳しい勧告が出ても、なかなか、改善へと進みませんので、本当にもどかしい限りです。

この条約は、子ども自身、親が知ると、道しるべとして明るい光で照らし、温めてくれる太陽のように大きな力を与えます。そして、医療、教育、福祉、もちろん行政や政治などにたずさわる人々が権利に則り、最低限でなく、「最善の利益」を目指し、力を出し合うと、子どもの権利は守られ、本当によい日々をもたらします。（有井）

> **コラム** 子どもが力を発揮するには②
> ## ——子どもの話をよく聴く
>
> 　子どもの診療は、子どもの権利を尊重し、最善の利益を目指せば、進化します。
>
> 　親子別々に、子どもが話しやすいよう心掛けると、子どもはよく話して、大切な手立ての鍵になると学びました。子どもが、親や先生方に、本気でゆっくり話を聴いてもらうことが、本当に少ない日常に気付きました。子どもは発達途上なので、大人が「保護」し、知恵や経験を「提供」する存在で、一人の人として尊重され、社会に「参加」する権利がある、と認識されていないと感じます。
>
> 　親は、熱い親心で、子どもが話し出したらすぐ友だちと仲良くするよう諫（いさ）めたり、先生方と信頼関係を築けるよう先生を支持して諭します。親は自分の経験を披露して、叱咤激励しがちです。苦しい、腹立たしい、哀しいなどの子どもの思いは、なかなか聴いてもらえません。子どもは思春期の極端な正義感で、世間への行き過ぎた批判、誤った被害感や偏った考えを述べることもあります。「今のこの子にはそう思えるんだなあ」と、肯定も否定もせず聴いていると、成長に従い自分で修正するようになります。よく聴くと、子どもはよく観察し、鋭く洞察していて、難問解決の手掛かりになるので、敬服します。
>
> 　子どもが話すには、①話しかけるスキを作る、②無理のない範囲で聴く努力をする、大人が必要です。多くの子どもが「死にたい」とひそかに思っています。（有井）

終章

未来の社会のために

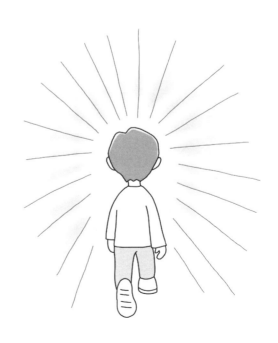

最後まで読んでくださった読者の皆さん、ありがとうございました。読み終えた御感想はいかがでしょうか。

　この本の筆者は小児科の医師たちです。小児科というと皆さんの印象はどんなものでしょうか。おそらく「風邪の子どもを診る医者」という印象が一番多いのではないでしょうか。まさにその通りで、小児科医の多くはそういった、鼻水が出る、熱がある、お腹が痛い、頭が痛い、咳が続く、かゆい等々の身体に現われた症状を訴える子どもと家族の方の話を聴き、日々どうしようかと考えています。
　そんな毎日の中で、小児科医はこれらの身体症状だけが切り離されてあるのではなく、子どもの全身の中で、家族との関係の中で、学校との関係の中で関連してあるという感覚を強く持って仕事をしています。

　どの章も、身体の症状から始まって、それが家族との関係の中で、学校との関係の中でどのように関連しているかが述べられており、そのことが解っていただけたのでは、と思います。ある意味、小児科医でなくては書けない書物になったのではと思っています。とは言うものの、小児科医がこころの専門家でない分、心理学的な詳しい説明は舌足らずで、そういった面を期待しておられた読者の方には物足りない書物であったかもしれず、そのことは申し訳なく思います。

　思春期の若者と話をして思うことですが、彼らは相手が大人というだけで「自分の敵」と思いがちだということです。なぜなのでしょうか？　これは私の推測ですが、彼らに出会う大人たちが「私には知識がある、正しいことも知っている、だから私の言う通りにしなさい」という構えで彼らに接することが多いからではないでしょうか。もし

「ああ、私もそうかも」と思いあたる方は少し考えてみてください。「私ってそんなに立派な人間かな」って。

　私たち大人はたくさんの生き方がある中で、たった一つの自分の生き方を経験しただけに過ぎません。その一回だけの経験の中で、「正しいこと」と考えているのは実は私だけかもしれません。そもそもその「正しいこと」はわざわざ彼らに伝える必要のあることでしょうか。言わなくても彼らは知っていることではないでしょうか。「学校へ行ったほうがいい」とか「勉強したほうがいい」とか。

　たしかに私たち大人は彼らより数十年長生きしている分、経験があります。その経験からアドバイスはできますが、それを採用するかどうかは彼らの問題です。彼らが言うことを聞かないからといって、大人が彼らを怒るというのは、つまりは「私の意見は正しい、採用しないあなたは間違いだ」と言い合いをしているに過ぎないのではないでしょうか。今大切なことは、彼らが抱えている問題に対して、彼らと力を合わせて乗り超えることであるはずです。どちらが正しいかを言い合うことではありません。

　「私はあなたより少し長く生きていました。だから多少の経験があります。ですが、今のあなたの問題にとって何が正しい選択かはわかりません。お役にたてるかどうかはわからないのだけど、もしよければ一緒に考えさせてくれるとうれしいな」といった構えで彼らと出会えるように日々精進しています。（白石）

主要参考文献

■こころについて

森山 徹『ダンゴムシに心はあるのか』、PHPサイエンス・ワールド新書、2011年：ダンゴムシのこころは行動に表われている。

大沢文夫『「生きものらしさ」をもとめて』、藤原書店、2017年：ミドリムシの研究からこころが見える。

安西祐一朗『心と脳』、岩波新書、2011年：脳機能の測定方法が進めば進むほどこころの働きの捉え方が複雑になっていくことが解る。

木下清一郎『心の起源』、中公新書、2002年：こころの始まりを記憶に求め医学的に考察する。

神庭重信『こころと体の対話』、文春新書、1999年：精神と免疫の話、癌との関係等。

■精神医学・心理学関連

十一元三『子供と大人のメンタルヘルスがわかる本　精神と行動の異変を理解するためのポイント40』講談社、2014年：学校保健を先導する児童精神科医が、メンタルヘルスの進め方に工夫をこらした著作。家庭で、学校で、職場で活用しやすい工夫に、著者の熱意がこもる。

石川憲彦他『子どもの心身症』、岩崎学術出版、1987年：小児心身医学の先駆者で小児科医、精神科医、心理学者による小児心身医学の古典。「はじめに」の文章では心身医学の歴史が語られ、現在の心身医学の問題点を考えるのに役立つ。

池見酉次郎『心療内科「病は気から」の医学』、中公新書、1963年：日本で初めて大学の心療内科の講座を開いた池見の著作。「古典」と言える名著。一般の人だけでなく、心身医学の専門家にも初心を思い出すために読んでほしい。1950年、既にこの著の原典というべき本『心療内科』が出版されている。

原田正文『育児不安を越えて──思春期に花ひらく子育て』、朱鷺書房、1993年：子どもの将来のために、今何をなすべきか。大規模な追跡調査『大阪レポート』の「現代育児」の分析をもとに発信。小児、思春期専門の精神科医が、父親の視点を交えて実践を詳述している。

滝川一廣『子どものための精神医学』、医学書院、2017年：子どものこころの発達に関し、非定型な発達の道のりがよく解る。

頼藤和寛『不定愁訴を知る』、東山書房、1988年：「正統医学のザルの目からこぼれ落ちた」不定愁訴を「本音論」の精神科医が語る。

■読み物としても楽しめる本

河合隼雄『こどもはおもしろい』、講談社＋α文庫、2005年：現場の学校の先生と河合隼雄が子どもの個性を尊重する教育について対談。

河合隼雄『あなたが子どもだったころ』、講談社＋α文庫、1995年：鶴見俊輔、田辺聖子、竹宮惠子氏らとそれぞれの子ども時代について語った対談集。

河合隼雄『子どもと悪』、岩波書店、1997年：上記書の対談の解説も入って、「善良なるものは創造しない。それは想像力を欠いている」という言葉から"悪"について語る。

山中康裕『少年期の心』、中公新書、1978年：イメージを通しての子どもたちとの出会いを描く。刊行年は古いが、今読んでも新しい本である。

岩宮恵子『思春期をめぐる冒険』、新潮文庫、2007年：村上春樹の小説を題材に、思春期の悩みが描かれている。

岩宮恵子『生きにくい子供たち』、岩波現代文庫、2009年：子どもの世界は"異界"であることをカウンセリングを通して教えてくれる。

山田真監修『みんなで子育て！ くらし編』、ジャパンマシニスト、2006年：子や孫を育てるための「百科全書」。

■子どもの権利条約関連

小口尚子、福岡鮎美 『子どもによる子どものための「子どもの権利条約」』小学館、1995年：アムネスティインターナショナル日本支部と谷川俊太郎が協力して作成。痛快な著作。著者はともに14歳で、難しい法律を平易に楽しく、条約の精神を存分に汲んで意訳している。脱帽。

■ガイドライン

日本小児心身医学会（編集）『小児心身医学会ガイドライン集─改訂第2版─』、南江堂、2015年：「起立性調節障害」「不登校」「摂食障害」「くり返す痛み」のガイドラインの改訂に加え、「心身医療」「神経性やせ症患者のケア」「学校で役立つ摂食障害手引き」を収録。

■本文出典関連

佐野博彦「じんましんとアトピー性皮膚炎」『からだの科学』、23、54－55、2003年：本書筆者の一人、佐野博彦氏によるレポート。筆者自身の担当ページに引用。筆者の洒脱なキャラクターを反映して、明快なレポートとなっている。

田中英高他「小児起立直後性低血圧、ならびに体位性頻脈症候群の起立循環反応に与える塩酸ミドドリンの効果」『自律神経』、38巻3号 p299－305、2001年：本書筆者の一人、吉田誠司氏の原稿中に引用。

索　引

あ　行

悪玉菌　55
アスピリン　84, 85
アセチルコリン　68
アセトン血性嘔吐症　72
アトピー性皮膚炎　48, 137, 133, 140, 143
アニマル・コンパニオン　27
アプレイ，J　58
アリピプラゾール　126
アルギニン　15
アレキシシミア　→失感情症
アレキシソミア　→失体感症
アレルギー性鼻炎　32
アレルゲン　44, 46, 47, 148
胃潰瘍　8, 60, 79, 83
池見酉次郎　10
胃食道逆流症　32, 33
異所性尿口　180
１次性夜尿　181, 182
遺糞　14, 190, 195, 196
うつ病　8, 9, 38, 79, 175, 202, 228, 230
ウレアーゼ　83, 84
栄養障害　130
円形脱毛症　130
塩酸ミドドリン　159
塩酸ラモセトロン　70
横隔膜粗動　127
嘔吐　71-73, 80
オキシトシン　26
おねしょ　→夜尿症

か　行

カウンセリング　12, 27, 126, 131, 133
化学受容器引金帯　71
過換気症候群　14, 35
学習支援　198
学習障害　124, 161, 240
学習性疼痛　169
過呼吸　36
かさぶた　138
過剰適応　63, 164
過食症　80
過敏性腸症候群　61, 65, 68, 217
カポジ水痘様発疹症　138
河合隼雄　2, 30
肝　23
緩下剤　70
感染症　32, 33, 36, 130, 131, 171, 193
気管支拡張症　32
気管支喘息　12, 32, 33, 36, 42-44, 46, 47
器質性疾患　60
機能性疾患　60
機能性ディスペプシア　61, 79, 80
機能性便秘症　76
急性虫垂炎　55, 58
急性腹症　58
急性腹痛　58
急性腹膜炎　58
急性便秘　72, 76
狭心症　36
強迫症状　124
拒食症　30, 80-82
起立性調節障害　24, 152, 161, 166, 217

243

起立直後性低血圧　156
緊張型頭痛　12, 96-98, 100
グリコーゲン　73, 74
クローン病　56
けいれん　36, 39-41, 188
血管迷走神経性湿疹　157
月経困難症　226
月経前不快気分障害　225
ケトン体　73
下痢　8, 18, 55, 60, 61, 65, 67-70, 172, 191, 226
抗アレルギー薬　33, 44, 141-143, 148
交感神経　14, 189
抗コリン薬　68, 187
甲状腺機能亢進症　20
甲状腺機能異常　130
抗不安薬　34, 37, 38, 155
抗利尿ホルモン　185
子どもの権利条約　212, 231

さ 行

サリチル酸中毒　36
酸化マグネシウム　70, 78
暫定的チック障害　123
視覚誘発電位　105
自家中毒　73
自傷（行為）　133, 140, 144, 225
失感情（症）　20, 63
失体感症　20
自閉症スペクトラム　29, 124, 161, 195
若年性線維筋痛症　163
周期性嘔吐症　14
十二指腸潰瘍　60, 79, 83, 84
消化性潰瘍　56, 57, 79
上腸間膜動脈症候群　80
小児科　12, 18, 55, 68, 133, 179

自律神経　14, 22, 40, 47, 48, 67, 68, 71, 72, 84, 152, 154, 166, 200
心因性咳嗽　33, 34
心因性頭痛　16
心因性腹痛　16
神経症　8
神経性胃炎　61
神経性過食症　80
神経性やせ症　80
神経発達症　→発達障害
心身一如　9
心身症　2, 3, 5, 8-12, 14, 22-26, 28, 29, 42, 64, 137, 152, 161, 217
じん麻疹　140, 146, 148
心療内科　9, 12, 21, 30, 169, 223
心理療法　26, 27, 32, 34, 38, 51
睡眠不足　46, 90, 121
ステルコビリン　54, 55
ステロイド　33, 42-44, 139, 141-143, 145
　──ホルモン　22, 131
ストレス　15-17, 22-24, 26, 28, 33, 42-44, 51, 57, 63, 64, 67, 71, 73-75, 84, 85, 91, 92, 97, 98, 122-124, 126, 130, 137, 147, 148, 152-155, 164, 167, 172, 188, 189, 194, 195, 206
　──信号　67
精神分析　13
脊髄髄膜瘤　180
咳喘息　32
摂食障害　14, 21, 79-82
セファランチン　131
セロトニン　67, 70, 125, 126
　──拮抗薬　70
線維筋痛症　163, 167
遷延性起立性低血圧　157
喘息　42, 44, 46
善玉菌　55

前庭神経炎　72
躁うつ　→双極性障害
早期膨満感　79-81
双極性障害　202

た　行

タール便　57
体位性頻脈症候群　156
苔癬化　139
代理ミュンヒハウゼン症候群　173
立ちくらみ　152, 157
脱毛症　130, 132, 134
ダニ　43, 46, 47
単純ヘルペス感染症　138
チック　14, 34, 122-126, 134, 241
聴覚誘発電位検査　109
腸管運動調整薬　69
低血圧　19
低身長　131, 176
摘便　192
鉄欠乏性貧血　55
てんかん　19, 41, 102, 104, 183, 241
転換反応　111, 113
伝染性軟属腫　→水イボ
　──ウイルス　138
伝染性膿痂疹　→とびひ
糖尿病　5, 8, 9, 19, 79, 176, 180, 188
トゥルテ症候群　124-126
ドーパミン　125, 126
とびひ　138
トリコチロマニア　→抜毛症
トリメブチン　69

な　行

泣き入りひきつけ　39-41

2次性夜尿　181
二分脊椎症　180
入眠困難　209
尿崩症　180
尿路感染症　180
脳炎　36
脳腫瘍　36, 41, 71, 99

は　行

肺血栓症　36
排尿筋過活動　185
白内障　138
バゾプレッシン　15
白血病　5, 20, 131
発達障害　29, 161, 202, 205
抜毛症　133, 135
パニック障害　38
反復性腹痛　58
ビコスルファートナトリウム　78
ヒスタミン　146
非ステロイド系鎮痛薬　84, 85
ビフィズス菌　68
ビリルビン　54, 55
ピロリ菌　19, 57, 83-85
副交感神経　14, 68
腹式呼吸　43, 45, 49, 50
副鼻腔炎　32
ブドウ球菌　138
不登校　4, 28, 29, 97, 122, 153, 161, 209, 212, 218, 220
ブドウ糖　73
プレイセラピー　134
フロジン液　131
プロトンポンプ阻害薬　85
βブロッカー　159
片頭痛　88, 90-93, 95

245

便秘　55, 56, 61, 65, 68, 76-78, 186, 190, 192, 194
ポリカルボフィルカルシウム　70

ま 行

マルツエキス　78
慢性炎症性腸疾患　56
慢性チック障害　123
慢性疲労症候群　166
慢性腹痛　58
水イボ　138
水ぶくれ　138
ミノキシジル液　131
見張りイボ　76
無月経　19
迷走神経　40, 72
メニエール病　72
めまい　72, 152, 157, 167
盲腸　→急性虫垂炎
毛髪奇形　130, 132
網膜剥離　139
毛様体　71

や・ら・わ行

夜間多尿　185
夜尿症　178, 179, 181, 184
ラキソベロン　78
ラクツロース　70

リスペリドン　126
レム睡眠　120
レンサ球菌　138
ローマⅡ診断基準　65
ローマⅢ診断基準　65
ローマⅣ診断基準　66
ローマ基準　80

欧 文

AAP　→急性腹痛
AD／HD　124, 161, 195, 196
ASD　→自閉症スペクトラム
CAP　→慢性腹痛
CFS　→慢性疲労症候群
CT　18, 80, 125
De-OH　→遅延性起立性低血圧
FM　→線維筋痛症
IBS　→過敏性腸症候群
IgA血管炎　56
Iメッセージ　121
INOH　→起立直後性低血圧
JFM　→若年性線維筋痛症
LD　→学習障害
MRI　18, 125
NSAIDs　→非ステロイド系鎮痛薬
OD　→起立性調整障害
POTS　→体位性頻脈症候群
RAP　→反復性腹痛
VVS　→血管迷走神経性湿疹

〈執筆者紹介〉 執筆順（執筆者名は、各文末に記した）。＊は編者。

高尾龍雄（たかお　たつお）＊

（特養）神港園勤務。他に、週1回、京都大学病院と医仁会武田病院で小児科心療外来。
　1951年、兵庫県生まれ。1970年、兵庫県立神戸高校卒業。1976年、京都大学医学部卒業。
　昨年から初めて、5km走の大会に出ています。やはり、ご褒美（参加賞）をもらうと頑張れると実感しています。自分の前の記録がライバルです。「世界に一つだけの花」が好きな、戦争を知らない子どもたちの世代です。

佐野博彦（さの　ひろひこ）

さの小児科クリニック院長。
　1958年、兵庫県生まれ。1977年、大阪府立天王寺高校卒業。1984年、京都大学医学部卒業。1992年、京都大学大学院医学研究科卒業。2001年、臨床心理士資格取得。2003年、さの小児科クリニック開業。現在、日本小児心身医学会評議員。
　あらゆるカウンセリングは、数回でよくなるので、僕は、何年も続けるのは、おかしいと思っています。テラピストとしては、経験の有無にかかわらず、根拠のない自信を持つことが大切と思います。人の個人的な問題について考えることは、天職だと思っています。

別處力丸（べっしょ　りきまる）

京都市桃陽病院副院長。
　1962年、兵庫県生まれ。1981年、兵庫県立長田高等学校卒業。1988年、徳島大学医学部医学科卒業。1996年、京都大学大学院医学研究科修了。医学博士。2000年、佛教大学文学部仏教学科卒業。
　血液学の勉強をしていましたが、河合隼雄先生の著書に触発され、臨床心理士の資格を取り、佛教大学で学びました。仏教思想をそのまま臨床に適用することはできませんが、私を含めて何らかの救いや癒しに繋がればと思っています。

竹中義人（たけなか　よしと）

医療法人たけなかキッズクリニック理事長。
　1957年、大阪府生まれ。1975年、大阪教育大学付属池田高校卒業。1983年、大阪医科大学卒業。1992年、大阪医科大学大学院（小児科学専攻）博士課程終了。1992年、大阪労災病院小児科医長。1999年、大阪労災病院小児科副部長。2003年、大阪労災病院勤労者・メンタルヘルスセンター長。2007年、たけなかキッズクリニック院長。2011年、医療法人たけなかキッズクリニック理事長就任。
　全国の旅行や寺社、美術館めぐりが好きですが、なかなか時間がとれずに苦労しています。特にNHK大河ドラマのロケ地を無性に訪れたくなり、急遽旅立つこともあります。

白石一浩（しらいし　かずひろ）

国立病院機構宇多野病院小児科医長。

　1963年、福岡県生まれ。1982年、大阪府立茨木高校卒業。1991年、大阪市立大学医学部卒業。2007年、京都大学大学院医学研究科卒業。

　北の大地で一人住まいをして夢を追いかけながらも、寂しがりやの父を思いやってくれる娘のY、しっかり者でかつゆったりペースで癒してくれる娘のA、そして疲れている日も雨の日も、毎日毎日昇天する程おいしい料理でみんなを迎えてくれる妻のTに感謝します。

吉田誠司（よしだ　せいじ）

大阪医科大学小児科助教（准）。

　1979年、大阪府生まれ。1997年、洛南高等学校卒業。2005年、大阪医科大学医学部卒業。2013年、大阪医科大学大学院修了。起立性調節障害のサブタイプに関する研究で医学博士号取得。2016年より現職。専門は心身症と自律神経。

　心身ともに健康でありたいと、トライアスロンを年1回しています。練習は大会直前しかやらないので健康には役立っていませんが、自己効力感だけは少し高めに維持できています。

水谷　翠（みずたに　みどり）

北摂総合病院小児科勤務。

　京都府生まれ。京都教育大学附属高校卒。2009年、大阪医科大学医学部卒業。大阪医科大学付属病院での初期研修を経て2011年に大阪医科大学小児科入局。2015年より現職。

　現在2人の子育てに奮闘中。そそっかしい息子を日々指導していますが、先日私自身も鞄を忘れて出かけ、この不注意ぶりに親子だと感じました。診療では、患者さん自身が本来持っている力によっていつの間にか病気を乗り超えている、というようにできればと考えています。

有井悦子（ありい　えつこ）

有井小児科医院院長。

　1949年、長野県生まれ。1967年、長崎県立長崎南高等学校卒業。1975年、長崎大学医学部卒業。同年、京都大学医学部小児科学講座入局。病院勤務の後、1989年、有井小児科医院開設。1995年から2005年、奈良女子大学非常勤講師。2000年から2002年、京都大学大学院教育学部心理臨床学科研修員。2006年から2017年、京都造形芸術大学芸術学部こども芸術学科特任教授。2010年、診療所移転、「小児心療内科」として予約診療を始める。

　元、京都小児科医会子育て支援委員会委員長。現、京都小児科医会理事、京都市学校医会顧問、京都府保険医理事、NPO法人ののさん理事。

　子どもに「大切に思っている」と伝えることが、生きる礎を盤石にすると（どの子からも）教わりました。子どもの話に本気で耳を傾けると、持っているちからに驚かされ、ちからをつけ、ちからを発揮することに敬服します。親や学校の先生方の苦しさに想像力を働かせ、ともに悦び合いたいと思います。

	思春期のこころと身体Q&A ④
	心 身 症
	──身体の病からみたこころの病──

2018年2月20日初版第1刷発行	〈検印省略〉
	価格はカバーに表示しています

編 著 者　　高　尾　龍　雄
発 行 者　　杉　田　啓　三
印 刷 者　　坂　本　喜　杏

発行所　株式会社　ミネルヴァ書房
607-8494　京都市山科区日ノ岡堤谷町1
電話代表　(075)581-5191
振替口座　01020-0-8076

Ⓒ 高尾龍雄ほか, 2018　冨山房インターナショナル・清水製本

ISBN 978-4-623-08256-8
Printed in Japan

―― 子どもから大人へ、その成長を援ける ――
＜思春期のこころと身体Q&A＞
全5巻

① **思春期**

深尾憲二朗 著

② **いじめ**

村瀬　学 著

③ **摂食障害**

深井善光 著

④ **心身症**

高尾龍雄 編著

⑤ **発達障害**

十一元三 監修　　崎濱盛三 著

―― ミネルヴァ書房 ――

http://www.minervashobo.co.jp/